Cómo Tratar La Diabetes... Sí

Grupo Sanguíneo A

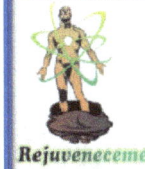 www.fundaciondeterapeutas.com
SAI – MEDIC
Manuel Ramoni...
Neuroterapeuta
Rejuveneceme 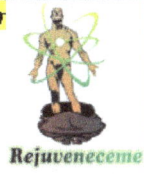 Rejuveneceme

Peores Alimentos (*Aglutinan la Sangre, Enferman y Envejecen*). ____*Trigo, Leche o Queso de Vaca, Cerdo, Charcutería, Carne de Res, Lentejas, Tomate, Papa, Comidas Fritas, Naranja, Azúcar Blanca – Dulces en general_*

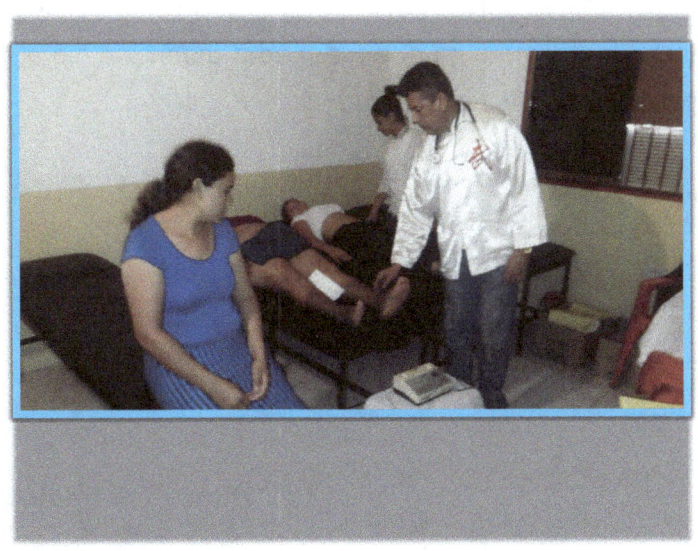

AGRADECIMIENTO Y DEDICATORIA.

Hola estimada amiga (o), paciente y lector, comparto felizmente contigo este libro agradeciendo y dedicando, primeramente a **DIOS** y en mi carácter cristiano por todas las bendiciones y sabiduría que siempre le he pedido y que me ha dado en la vida, así como darle a Él, el crédito, de todo y en todo.

También a mi bella hija Gabriela, que a pesar de solo tener 17 años, ha dedicado sus vacaciones a; atenderme y alimentarme, mientras las horas, días tardes y noches se me pasaban, concentrados y dedicados absolutamente a que este trabajo llegará a ti de la manera más pedagógica posible. Para que te ayude a obtener las metas que te propongas para bienestar de tu salud y la de tus seres queridos.

A mi hermana María de Los Ángeles. Profesora magíster en el campo de lengua y literatura quien gentil y espiritualmente me apoyo en las correcciones de este trabajo, así como a mi querida madre quien me dio aliento espiritual y de vida... Las amo.

Igualmente, los resultados de este minucioso trabajo, están dedicados a todas aquellas personas que, de alguna forma, directa o indirectamente son parte de toda la experiencia en el área y que son testimonio de que es posible y real esta vía para lograr regenerarse de la diabétes.

Manuel A. Ramoni. C

Prólogo.

El ideal del escritor de "Cómo Tratar la Diabetes", es compartir sus experiencias para que usted logre y disfrute Sencillamente, pero con Disciplina lo que a muchas personas les ha costado tanto en dinero, tiempo y energía de vida: recobrar y mantener la salud pero muchas de ellas, han caído en el intento.

Tengo el agrado de presentar esta obra tan vital, interesante y necesaria, cuyo autor no solo es una persona de mi alta estima sino que, sé que se ha dedicado con ahínco a la investigación y estudio de esta área desde muy joven. Si bien aprecio todo el trabajo realizado por él, considero necesario confesar mi preferencia por esta ciencia, razón por la que he aceptado escribir la presentación de la obra y dar gracias a DIOS por ella.

A continuación explicaré el porqué. El libro en sus páginas se caracteriza por un exquisito trabajo orientado a la salud y a la vida, en consecuencia, queda expuesta la dedicación en la exhaustiva investigación que ha realizado. El estilo es de total sencillez con la que se explican acontecimientos que permiten a los lectores sin conocimientos específicos del tema, comprender sin mayor dificultad lo planteado.

Es una obra, a mi criterio, que cumple a cabalidad varios cometidos; primero, concretiza el conocimiento actualizado sobre el tratamiento de la alimentación, respiración, búsqueda del conocimiento de nuestro grupo sanguíneo y su interrelación con la nutrición, entre otros temas, lo dice de forma sencilla pero sin escatimar información útil.

Asimismo, el autor logra llenar vacíos de conocimientos sobre esta materia y la hace accesible a la gran mayoría de médicos no especializados, enfermeras y/o estudiantes de medicina no alopática como a lectores en general quienes pueden ser futuros pacientes, esos, los que buscan casi con desesperación la salud.

María de los ángeles Ramoni C.

Diabetes Tipo 2 = Desequilibrio Energético – Conflicto Emocional.

Nuevamente acá con todos ustedes, ahora les hablaré sobre... Como curarse realmente de la Diabetes Tipo 2... Y en pocas semanas.

Acá en el Instituto con décadas de experiencia en decenas de miles de pacientes, le indicaremos en que están basadas las corrientes más esenciales con respecto a las medicinas alternativas de la salud y que han sanado a millones de pacientes en todo el mundo, desde enfermedades sin diagnóstico, pasando por la diabetes tipo 2 hasta el cáncer, e inclusive en su etapa "terminal" durante décadas de seguimiento y estudio científico, y estás consisten en las siguientes ramas:

ALIMENTOS SEGÚN TU GRUPO SANGUINEO.

Grupo Sanguíneo "A Diabético" El Agricultor.

Lo que vas a aprender en las siguientes páginas, cambiará tu vida y la de tus seres queridos para siempre y de una forma tan precisa y segura que en unas pocas semanas sentirán los cambios en su cuerpo de una manera tan radical y distinta, que se sentirán y estarán, más jóvenes, fuertes, vigorosos, llenos de energía, vitalidad y lo más importante... Llenos de mucha salud y que cuando alguna enfermedad viral o bacterial quiera entrar en su organismo, apenas si sentirán un quebranto ya que su sistema inmunológico y "ALCALINIDAD" (esto te lo enseñare más adelante), estará tan fuerte que será casi imposible de que se vuelvan a enfermar alguna vez (esto si mantienen de por vida su nueva cultura de alimentarse y vivir que les enseñaré a continuación) y por consiguiente llevarlos a vivir el promedio de los 100 años de edad.

Investigaciones científicas en el campo de los alimentos según los grupos sanguíneos, se logró recopilar a través de muchos estudios científicos en diferentes culturas y alrededor de muchos países en el mundo. La forma y manera de clasificar los alimentos según el tipo de sangre de los seres humanos.

Se llevó al laboratorio la mayor cantidad de alimentos posibles en un recorrido por todo el mundo y tomando cada alimento, y mirando a través del microscopio con una muestra de sangre de los diferentes tipos que hay (4), tipo "O" – "A" – "B" y "AB" se logró observar con mucho detenimiento lo que sucedía.

Se notó que al colocar en los diferentes tipos de sangre los diferentes tipos de alimentos, que estos presentaban características totalmente diferentes unos de otros, es decir; A) Que existía un grupo de alimentos que hacían que la sangre fuera más fluida, ligera y delgada. B) Un segundo grupo no hacia absolutamente ningún cambio en la misma. C) Mientras que un tercer grupo presentaba sorprendentemente aglutinamiento de la sangre, es decir, la volvía espesa y hasta con coagulación de la misma.

Esto lo logré gracias a DIOS en decenas de miles de pacientes que he visto en más de 45 años de consulta y seguimiento, que con mucha labor y ahínco llevé a cabo en el estudio profundo de cada alimento en cada grupo sanguíneo. Por ello es de suma importancia cada región, país y sus costumbres.

Por ejemplo en el caso de Venezuela existe la costumbre da la llamada harina pre cocida o "harina pan", que se consume en grandes proporciones en los hogares venezolanos desde hace casi 70 años, y me di cuenta de que las generaciones sub siguientes al consumo continuo de ciertos alimentos que en principio son del grupo de los perjudiciales, el organismo se va adaptando al mismo para sobre vivir y los convierte de alimentos PERJUDICIALES a alimentos NEUTROS, con baja toxicidad, dependiendo del grado de generaciones que se hayan cruzado.

Otros ejemplos serían: México el Chile (picante), Panamá Las Frituras, Brasil La Feijoada (frijoles negros), Colombia la papa, España El Vino, etc.

Otra cosa que aprendí inequívocamente a través de tantos años de seguimiento, practica y estudios, es que; existen en el mercado "alimentos" industrializados que le venden a los consumidores con el fin de adelgazarlos sustituyendo algunas de las principales comidas por un batido, que entre otras cosas, mal combinando, carbohidratos refinados e industrializados con proteínas procesadas (combinación altamente perjudicial, de la cual hablaremos en el tema de alcalinidad vida – acidificación y muerte). En el Libro de cómo Rejuvenecer y Sanar...

Que los "adelgaza" pero "secándolos" al mismo tiempo, ya que la pérdida de colágeno es progresiva, y lo peor de todo es que después del paciente haber gastado fortunas en estos "alimentos" vuelven a engordar a menos que sigan el régimen de "productos", cosa que jamás ocurrirá con Los Alimentos Según su Grupo Sanguíneo.

Existen básicamente tres tipos diferentes de batidos de proteína dependiendo de la fuente de donde se obtengan esas proteínas, que bien puede ser del suero de la leche (veneno para el grupo O), la clara del huevo o la soja (veneno para otros grupos). No tiene el consumidor la más mínima idea de cómo está envenenado su cuerpo (acidificándolo) con estas bebidas que los mantienen "lleno" pero que lejos de nutrir el sistema inmunológico, lo que lo está es hundiendo en un final que siempre los termina llevando a la consulta.

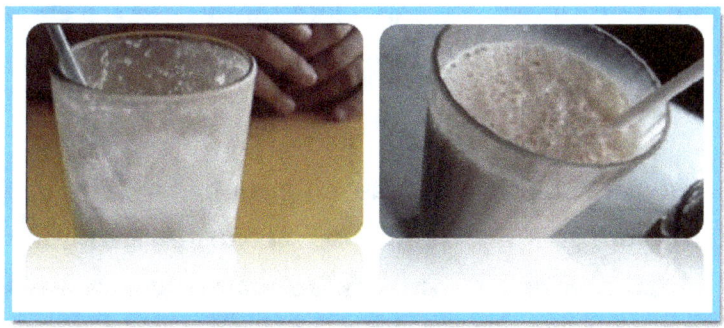

Investigadores científicos de la Universidad de California en San Francisco estudiaron a 9.000 mujeres y encontraron que las que consumían estos productos tenían cerca de cuatro veces más posibilidades de fracturas de caderas entre otras cosas, que aquellas que no consumían estos "alimentos".

Una dieta desequilibrada (ya que es un mismo "alimento" para todos por igual... "Y nadie es igual a otro", sobre todo en su grupo sanguíneo" alta en proteínas, como las provenientes de los batidos, contribuirá directamente a tener huesos frágiles u osteoporosis entre otras afecciones graves que tendrá a mediano o corto plazo, más propensos en unos que otros, dependiendo de su vitalidad y grupo sanguíneo.

"Consumir estos "alimentos" artificiales y altamente perjudiciales es como fumar y decir... "A mí no me hace daño"

Hay que tener en cuenta que según las diferentes culturas alimenticias que les indicaré para cada grupo sanguíneo en especial, también existen las personas que son "secretoras" y las "no secretoras".

SECRETORAS. Una persona es secretora, independientemente de su grupo sanguíneo. Es cuando los antígenos de su grupo sanguíneo están presentes tanto en su sangre como en sus fluidos corporales y secreciones, como la saliva, el mucus intestinal o de las cavidades respiratorias, el semen, etc.

NO SECRETORAS. Un no-secretor, no segrega el antígeno de su grupo en sus fluidos sino solamente en su sangre.

Muchas características metabólicas como la intolerancia a los carbohidratos o susceptibilidades inmunológicas están genéticamente conectadas con el subtipo no secretor. Se supone una cierta desventaja en comparación con los "secretores", ya que éstos, al segregar el antígeno de su grupo sanguíneo en su saliva y el mucus intestinal disponen de una protección "extra" ante ciertos microorganismos y lectinas de algunos alimentos.

Otra ventaja adicional de los secretores es que son capaces de mantener más estable un ecosistema de bífido bacterias intestinales adecuadas para su grupo. La mayoría de estas bífidas bacterias utilizan su grupo sanguíneo como fuente de alimento preferente, y ya que los secretores disponen de un volumen sanguíneo superior en el mucus intestinal, sus bacterias se benefician de un aporte de alimento más constante.

Aproximadamente, un 80% de la población mundial son "secretoras". Mientras que un 20 % son No Secretoras. Por ello es importante repetirles que la siguiente lista de alimentos según su grupo sanguíneo ha sido adaptada para corregir estas desavenencias a la hora de ir al supermercado hacer las compras. Y algo de lo cual seré muy enfático... NO METAS NINGÚN ALIMENTO FUERA DE TU GRUPO SANGUINEO EN EL CARRITO A LA HORA DE HACER EL MERCADO para ti.

Con esta nueva cultura de alimentarse usted podrá comer todo lo que le dé la gana y las veces que usted quiera comer, siempre y cuando esté en el rango de los alimentos indicados según su grupo sanguíneo como lo son los aconsejables y los neutros, pero jamás los "venenos".

Usted no solo adelgazará de manera rápida y progresiva, sino que llegará una fecha en que no adelgazará más ya que en ese momento usted habrá llegado a su peso natural ideal y puede seguir comiendo las veces que quiera en el día y <u>NO</u> volverá a engordar más nunca en su vida y si es una persona delgada, entonces no solo se sentirá mejor, sino que pronto estará en su talla necesaria y de acuerdo a su edad, pero con un sistema inmunológico full arriba y preparado para combatir cualquier ataque exógeno...

Es por esta y otras razones que verán en el transcurso del contenido de esta Guía, que he logrado con éxito en mi consulta erradicar enfermedades de un cuerpo enfermo y curar pacientes que van desde una simple obesidad, hasta cáncer de cualquier tipo y gracias a *DIOS* en más de 45 años de experiencia y a menos que sea por causas naturales, Jamás he Perdido a un Paciente.

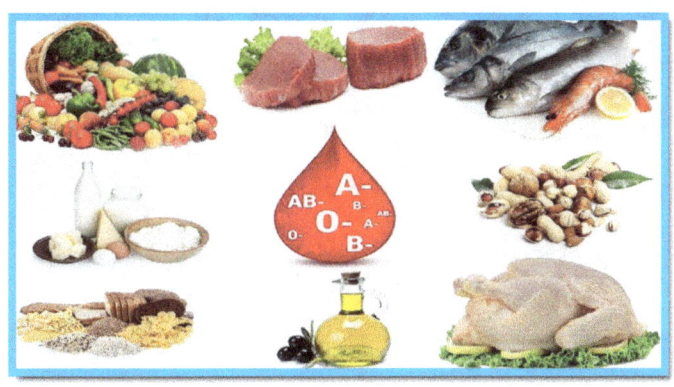

Alimentos Según Su Grupo Sanguíneo – Síndrome de Sangre Espesa.

Mirando a través del microscopio con una muestra de sangre de los diferentes tipos que hay, y que son: Grupo sanguíneo "A" – "AB" – "B" y "O" se logró observar que estos presentan características totalmente diferentes unos de otros, es decir; A) Que existe un grupo de alimentos que hacen que la sangre sea más fluida, ligera y delgada. B) Un segundo grupo no hace ningún

13

cambio en la misma. C) Un tercer grupo que presenta sorprendentemente, aglutinamiento de la sangre, es decir, la vuelve espesa y hasta con coagulación de la misma.

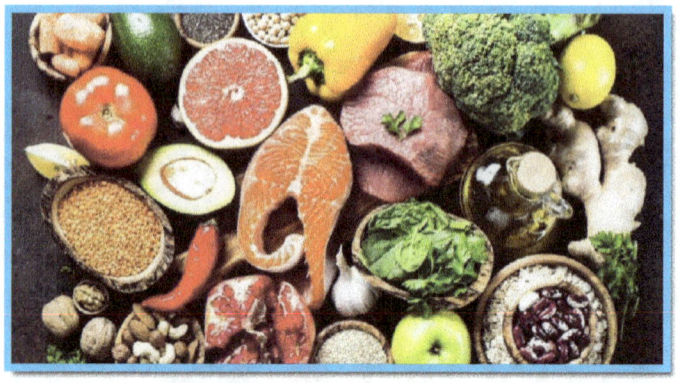

Por lo tanto se logra separar los alimentos en tres grupos.

ALIMENTOS MUY BENEFICIOSOS.

Rejuvenecen, Adelgazan, Regeneran, Regulan el Volumen Minuto Cardiaco y Alargan La Vida.

Son alimentos que hacen que la sangre sea más fluida y menos viscosa o espesa, haciendo que la misma alimente, llevando oxigeno de manera muy importante a todas las células del cuerpo, pasando esta por los vasos capilares más delgados del cuerpo nutriéndolos, regenerando y rejuveneciendo el tejido celular de una manera sumamente vital para el organismo.

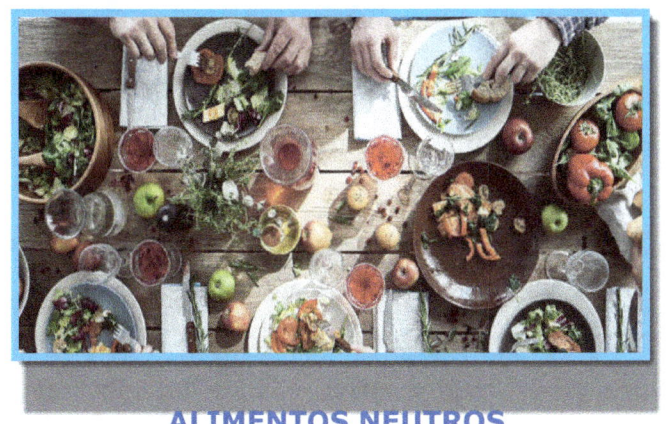

ALIMENTOS NEUTROS

Un segundo grupo de alimentos que no presentan ni dan ningún cambio en el comportamiento sanguíneo... Alimentan pero no regeneran, ni hacen nada de los que hace el grupo 1.

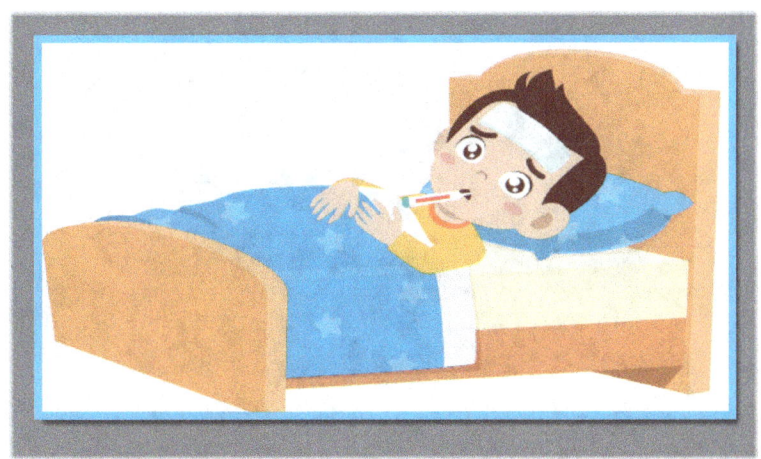

ALIMENTOS PERJUDICIALES, NO ACONSEJABLES O ALIMENTOS "VENENO".

Engordan, Aglutinan es decir espesan la sangre, envenenan el cuerpo, sobre cargan el corazón, envejecen y degeneran el sistema celular.

Siendo la primera causa física, de las enfermedades, en este caso la diabetes.

Estos alimentos entorpecen la función sanguínea, siendo la principal causa de envejecimiento celular prematuro. Por lo tanto se determina, después de profundos estudios, que cada grupo sanguíneo tiene su patrón de alimentos indispensables y diferentes el uno del otro, es decir que los alimentos que pueden ser beneficiosos para un grupo sanguíneo determinado... Es totalmente perjudicial para otros.

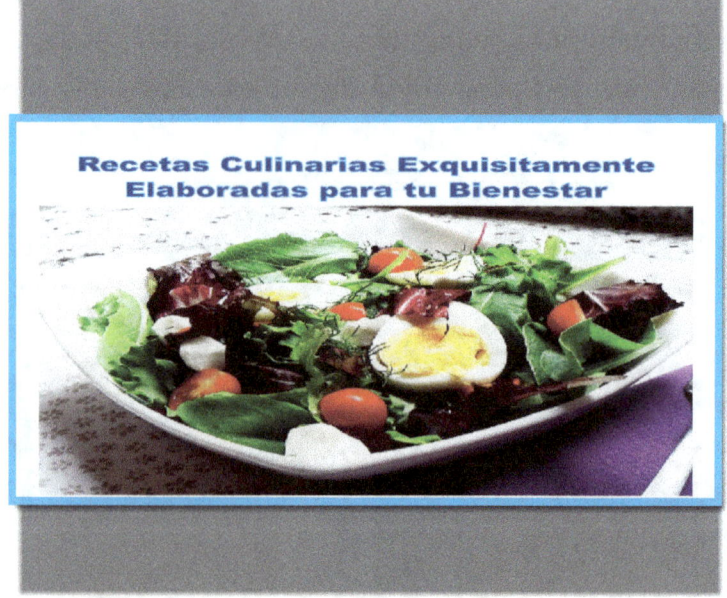

Grupo Sanguíneo "A Diabético" El Agricultor.

Reprime su ansiedad, pero cuidado cuando estalla. No está adaptado a las situaciones intensas y sumamente apremiantes y la tensión excesiva lo

vuelve ansioso, toma todo de forma personal por eso necesita ejercicios de relajación.

Es seudo vegetariano. Tiene el tubo digestivo sensible y el sistema inmune tolerante. Se adapta bien a las condiciones alimenticias y ambientales establecidas. Responde mejor al estrés con una acción calmada. Necesita alimentación seudo-vegetariana para mantenerse sano, delgado y productivo.

GRUPO SANGUÍNEO "A DIABÉTICO" EL AGRICULTOR.

El tipo de sangre A fue una adaptación original a las concentraciones de la población y a las tensiones de vida urbana más sedentaria, pero intensa, ya que comunidades del grupo O dejaron la caza y se volvieron agricultores, apareciendo así el grupo A. Tuvo que ser hábil, sagaz, vehemente y muy astuto para responder a los desafíos de una vida más compleja, tener un espíritu cooperativo y gentil.

Tiene sistemas más rígidamente establecidos. Reprime su ansiedad, pero cuidado cuando estalla. No está adaptado a las situaciones intensas y sumamente apremiantes y la tensión excesiva lo vuelve ansioso (a) y paranoico (a) toma todo de forma personal por eso necesita ejercicios contemplativos y de relajación.

Es el primer seudo vegetariano que cosecha lo que siembra. Tiene el tubo digestivo sensible y el sistema inmune tolerante. Se adapta bien a las condiciones alimenticias y ambientales establecidas. Responde mejor al estrés con una acción calmada. Necesita dieta seudo-vegetariana para mantenerse delgado y productivo.

Debe eliminar completamente los alimentos procesados (charcutería) y refinados e ingerir los alimentos tan puros como sea posible: frescos, puros y orgánicos. Eso también lo ayudará a perder peso más rápidamente o a recuperarlo. La carne roja le vuelve más flojo y menos dinámico que cuando come proteínas vegetales porque no "quema" las células del cuerpo, la acumula como grasa debido a que tiene poco ácido gástrico. Tampoco digiere bien los lácteos, le provocan reacciones insulínicas que son ricas en grasas saturadas, comprometiendo la función cardíaca y llevando a la obesidad y a la diabetes.

Los alimentos que le hacen ganar peso son la carne (no la digiere bien, la acumula como grasa, incrementa las toxinas digestivas), los lácteos (interfieren con las enzimas digestivas, retrasan el ritmo metabólico), el trigo por su contenido en gluten y bromuro (Insecticida transgénico) inhibe la eficiencia insulínica, empeora la utilización de las calorías y por consecuencia la diabetes.

Los alimentos que favorecen la pérdida de peso y regeneran el organismo en este grupo son: los aceites vegetales (contribuyen a una digestión eficiente, impiden la retención de líquidos), los alimentos de soja (contribuyen a una digestión eficiente, se metaboliza rápidamente), los vegetales contribuyen a un metabolismo eficiente, la piña mejora la utilización de las calorías y favorece la evacuación intestinal.

Surge con la introducción de la Agricultura hace más de 10.000 años. El grado de acidez de su estómago cambió adaptándose al consumo de los cereales. Tienen mayor dificultad en digerir la proteína animal y prefiriere las aves. En este grupo encontramos la mayor cantidad de personas vegetarianas. El grupo "A" evolucionó más tarde, predomina en Europa y África.

- Es el primer vegetariano.

- Cosecha lo que siembra.

- Tiene el tubo digestivo sensible.

- Sistema inmune tolerante.

- Se adapta bien a las condiciones alimentarías y ambientales establecidas.

- Responde bien al estrés con una acción de calma.

- Necesita una dieta vegetariana para mantenerse delgado y productivo.

- Se pueden considerar vegetarianos por adopción.

- Se encuentran muy bien bajo un régimen vegetariano.

- Sin embargo necesitan algunas proteínas animales como pescado y pollo.

- Estas personas carecen de las enzimas necesarias para digerir los lácteos y carne roja.

- Habitualmente desarrollan más problemas digestivos que los de otros grupos.

- Los A (-) perdieron la capacidad para producir pepsina, necesaria para digerir proteínas. Sin embargo desarrollaron amilasas enzimas necesarias para el metabolismo de los hidratos de carbono. No digieren bien las Carnes y Lácteos, pero asimilan bien los vegetales, frutas, semillas, huevos.

- Los A (+) disponen de un PH gástrico más bajo. Por tanto pueden digerir más carne y pescado.

- Ambos tipos no deben ingerir grandes cantidades de granos, que pueden conducir a intolerancia al gluten, meteorismo, Síndrome premenstrual y a infecciones por hongos.

- Las personas del grupo "A" tienden a ser menos activos que los del grupo "O".

- Generan gran cantidad de energía nerviosa.

- Las personas del grupo "A" deben cuidarse de no quedar extenuados.

- Es importante que aprendan a relajarse y dedicarse a ejercicios suaves y disciplinados.

- El 42% de los caucásicos y el 27% de la raza negra tienen la sangre del grupo A.

A continuación les indicaré la lista de alimentos para el grupo "A" actualizados y recopilados con estudios de muchos años de seguimiento estratégico para cada grupo sanguíneo. Que les harán perder el sobrepeso y las enfermedades de cualquier tipo de las cuales sean poseedores con conocimiento o que éstas enfermedades estén en usted en pleno desarrollo y aun no lo sepa.

Es de suma importancia debido al cambio de nombre de los alimentos según la región, el país o la cultura; que cuando consigan el nombre de un alimento en las listas que abajo indico y no lo conozcan. Busquen en Internet con el nombre del alimento y su sinónimo. Luego con el nombre del alimento en cuestión n, busquen en la parte de imágenes de Google y así podrán reconocer el alimento.

FÓRMULA PARA EL GRUPO "A DIABÉTICO".

Es importantísimo hacer las tres comidas principales y las tres meriendas ya que su metabolismo necesita alcalinidad extra... Nunca

deberá faltar en sus meriendas (además de lo que quiera comer dentro de sus comidas permitidas) las ensaladas y cremas de vegetales.

Carnes Beneficiosas (pavo y pescados)	25 %
Carnes Neutra, lácteos, huevos y aceites	10%
Vegetales Beneficiosos	30 %
Té Beneficiosos	5 %
Carbohidratos Beneficiosos o Neutros	20 %
Resto de Alimentos Benéficos y Neutros	10 %

Practique esta fórmula lo mejor que pueda y verá en poco tiempo como reduce su enfermedad hasta desaparecerla por completo de su cuerpo en los casos de diabetes tipo 2 y tipo 3. Mientras que en la diabetes tipo 1 o mellitus insulino dependientes notará de forma progresiva como se reduce su diabetes hasta en muchos casos desaparecer el hábito de colocarse insulina, en otros hasta disminuir drásticamente la dependencia de la insulina. Mientras que en los casos más crónicos se reducirá al menos entre el 40 y 60% de dependencia de insulina, lográndose en todos los casos mejorar profundamente la calidad de vida de la persona.

En los grupos diabéticos, prácticamente es la misma fórmula de los grupos no diabéticos. La diferencia está en que los grupos diabéticos hay que eliminarles el azúcar y el exceso de carbohidratos para llevarlos a una cura segura en los casos de diabetes tipo 2 y 3 mientras que en los casos de

diabetes tipo 1 o insulino dependiente en muchos casos la insulina se eliminará al instalársele la nueva cultura que les presento en El Libro de Cómo Rejuvenecer y Sanar y en otras casos no solamente disminuirá considerablemente la cantidad de insulina que se inyecta a diario, sino que mejorará enormemente su calidad de vida.

CARNES.

Muy Beneficiosas: Pavo.

Neutros: Avestruz, Gallina, Pollo.

No Aconsejables: Ardilla, Búfalo, Caballo, Cabra, Carnero (oveja, ovejo), Carne de Res, Cerdo, Codorniz, Conejo, Cordero (borrego, chivo, chiva), Faisán, Ganso, Paloma, Pato, Perdiz, Ternera, Tortuga, Venado. No comer los Productos Ahumados. No Comer Frituras, No Comer Charcutería.

PESCADOS Y MARISCOS.

Recomendamos los frutos de mar, pero hay que evitar los pescados blancos como el lenguado que contiene una lectina que irrita el tubo digestivo del tipo A. Si hay familiares con cáncer de mama, son beneficiosos los caracoles Helix Pomatia por su

lectina que transforma y aglutina las células mutantes cancerígenas.

Muy Beneficiosos: Abadejo, Bacalao, Barramunda (Salmón de Burnett, Pez Pulmonado), Bacaladilla (perlita o lirio), Caballa (bonito), Caracol Helix Pomatia, Carpa, Corégono (familia del salmón), Jurel, Mero, Pez Rape, Salmón, Sardina, Trucha.

Neutros: Atún, Besugo (mojarra o pancho), Bonito, Catalana, Carite, Cataco, Cazón, Corocoro, Corvina, Dorado, Esturión, Lucio, Pargo Rojo y Blanco, Perca, Pez Espada, Róbalo, Tiburón.

No Aconsejables: Almeja, Anchoa, Anca de Rana, Anguilla, Arenque, Bagre, Calamares, Camarones, Cangrejo, Caracoles (Todos Menos el Helix Pomatia), Caviar, Langosta, Lebranche, Lenguado, Lisa, Gambas, Mejillones, Merluza, Moluscos, Ostras, Pulpo, Ranas, Rodaballo, Sábalo, Salmón Ahumado, Tortuga, Vieiras.

LACTEOS y HUEVOS.

El grupo A crea anticuerpos para el azúcar básico presente en la leche entera, la D-galactosa mina, que junto con la fucosa es el azúcar esencial que forma el antígeno del tipo B. Como el sistema inmunológico del tipo A está diseñado para rechazar todo lo que provenga del tipo B, los anticuerpos que crea para rechazar los antígenos B también rechazan los productos de leche entera.

Por lo tanto, se debe tomar leche deslactosada y si es posible, leche de soja, que es muy beneficiosa. Y yogur de Búfala descremado solo o con frutas en cantidades moderadas. Los quesos permitidos son la mozzarella, Ricotta, de cabra, de soja. No se recomiendan el Cottage, cheddar, gouda, emmenthal, gruyere, Brie, queso crema, parmesano, camembert, roquefort, etc.

Muy Beneficiosos: Leche de Soja, Margarina de Maní, Queso de Soya.

Neutros: Cuajada, Leche de Almendra, Leche de Cabra, Margarina de Nuez, Yogur Descremado, Queso Mozzarella, Queso Ricotta, Queso de Cabra, Queso de Oveja (feta), Queso Kéfir, Huevos 3-4 Semanal (pollo, pato, ganso, codorniz).

No Aconsejables: Leche de Coco, Leche de Vaca (todas las clases), Leche Descremada, Mantequilla animal, Queso Cottage, Queso Cheddar, Queso Gouda, Queso Emmenthal, Queso Gruyere, Queso Brie, Queso Crema, Queso Parmesano, Queso Camembert, Queso Roquefort, Queso Amarillo, Queso Telita, Queso de Mano. Queso Crineja, Queso Llanero, Queso Palmizulia, Queso Semi Duro, Nada de Charcutería.

FRIJOLES.

Son fuente de proteínas vegetales. MUY POCAS CANTIDADES, recuerde que aunque son necesarios que los coma, el diabético no debe sobrepasar la fórmula arriba indicada.

Muy Beneficiosas: Arvejas, Caraotas, Germen de Soja, Lenteja Roja, Frijoles Pintos, Porotos de Soja, Todos los Productos de Soya.

Neutros: Frijol Bayo, Petipoas (guisantes), Habas, judía, Vainitas.

No Aconsejables: Frijol Rojo, Garbanzos, Habas, Lentejas, Porotos Blancos Comunes, Porotos Colorados. **En el grupo A no es digerida la Proteína Lectina** que contiene y puede interactuar directamente con las paredes del estómago o del tracto intestinal o ser absorbidas en el torrente sanguíneo junto con los nutrientes de las habas digeridas porque tienen características semejantes al antígeno A.

CEREALES. (MUY POCO)

Muy Beneficiosos: Amaranto, Galletas de Arroz, Gachas de Trigo (Kasha), Harina de Avena, Harina de Arroz Integral, (POCO), Harina de Centeno, Topinambur (familia del Jengibre), Trigo Sarraceno (alforjón).

Neutros: Afrecho de Arroz, Arroz Integral (POCO), Avena, Cazabe (MUY POCO), Cebada, Centeno,

Harina de Soya, Quínoa, Mijo, Pop Corn (cotufas POCA), Productos de Escanda, Salvado de Arroz (MUY POCO), Salvado de Avena (MUY POCO),

No Aconsejables: Arroz Blanco, Cereales Surtidos para Desayuno, fécula, Garbanzo, Germen de Trigo, Granola, Harina de Maíz, Hojuelas de Maíz, Salvado de Trigo (afrecho de trigo), Trigo.

PANES Y GALLETAS. (MUY POCO)

En pocas cantidades a la semana. El diabético no debe sobrepasar la fórmula arriba indicada.

Muy Beneficiosos: Pan de Esenio, Pan Ezequiel, Galletas de Arroz (MUY POCO).

Neutros: Cotufas (poca), Pan de Centeno, Pan de Mijo.

No Aconsejables: Multi Cereales, Pan de Arroz, Pan Ázimo, Pan de Trigo, Pan Proteico, Pan de Trigo integral, Pan de Salvado de Trigo (afrecho), Pumpernickel, Pan de Harina de Trigo en General.

FIDEOS. (MUY POCO)

Muy Beneficiosos: Ninguno.

Neutros: Solamente los de Harina Cebada.

No Aconsejables: Las Pastas en General, Los Fideos de Sémola, Pastas de Espinaca, Pastas de Harina Blanca o de Trigo Integral.

VEGETALES.

Son cruciales para el tipo A, ya que le proporcionan minerales, enzimas y antioxidantes. Cómalos crudos o al vapor para preservar íntegramente sus propiedades y obtendrá una regeneración del tejido celular más rápida.

Muy Beneficiosos: Arveja, Auyama, Brócoli (antioxidante, previne la división celular anormal y fortalece el sistema inmunológico), Zanahorias, Endibia, Espinaca, Col Rizada, Ajo (excelente para este grupo), Acelga, Alcachofa, Brotes de Alfalfa, Cebolla Amarilla (contiene un antioxidante llamado quercitina), Cebolla Blanca y Roja (morada), Cardo, Colinabo, Diente de León, Lechugas, Jengibre, Hojas de Remolacha, Nabos, Chirivía (zanahoria blanca), Pastinaca, Apio, Productos de Aloe (zabila), Perejil, Puerro, Ajo Porro, Quingombó, Rábano Picante, Repollo Verde, Topinambur (parecido al jengibre), Vainitas.

El Tofu (Queso de Soja) es un alimento nutricionalmente completo que se prepara en fritura con Vegetales, aderezado con Ajo, Jengibre y Salsa de Soja que debería ser el componente principal de la dieta del tipo A.

Neutros: Aceitunas Verdes (sin vinagre), Aguacate, Agar, Algas Marinas, Avena, Berro, Brotes de

Bambú, Brotes de Rábano, Calabacín, Castaña de Agua, Coliflor, Chayote, Espárragos, Hinojo, Hojas de Sen, Hongos (champiñón), Ñame, Ocumo, Ocumo Chino, Pepino, Pimentón (poco), Rábanos en General, Radicheta, Remolacha, Repollitos de Bruselas, Rúcula, Yuca (muy poca).

No Aconsejables: Aceitunas Negras, Ají Picante, Ají Dulce, Batata, Berenjena, Goma Arábiga, Habas, Hongo Oriental (shiitake), Patata, Repollo, Ruibarbo, Tomate de Árbol. Cuidado con las lectinas de la Papa (alejarse absolutamente de la PAPA en cualquier presentación). Los pimientos (ajíes) Rojos y Verdes Agravan el Delicado Estómago del tipo A. El Tomate es nocivo ya que es hemo-glutinante y el tipo A produce anticuerpos.

FRUTAS.

Muy Beneficiosas: Arándano, Cereza, Ciruelas, Piña Poca (favorece la digestión). Los Damascos (albaricoques), Higos frescos y Secos (sin azúcar) tienen mucho Potasio. El Limón, La Lima, La Toronja (pomelo) favorecen la digestión y eliminan el mucus, además de ello poseen mucha vitamina C antioxidante. Las frutas más alcalinas (Fresas, ciruelas) ayudan a equilibrar el consumo de carbohidratos y granos que forman ácidos en el tejido muscular que debe ser siempre más alcalino en las personas del grupo A.

Neutros: Aguacate, Caqui o Kaki, Cacao Puro, Carambola (fruta estrella, tamarindo chino), Coco (poco), Dátiles, Durazno, Frambuesa, Fresas, Granada, Grosella, Guayaba, Guanábana, Kiwi, Litchi, Mamón, Manzana, Melocotón, Membrillo, Moras, Pera, Quinotos.

No Aconsejables: Caña de Azúcar, Bananas (cambures), Plátanos (su lectina interfiere con la digestión del tipo A), Mandarina, Naranja (les irrita el estómago e interfiere con la absorción de minerales importantes), Mango, Parchita, Lechosa, Papaya, Pasas de Corinto (pasa, pasitas), Chirimoya (sus enzimas digestivas no surten efecto en el tubo digestivo del grupo A), Ruibarbo, Melón (difícil de digerir por su alto contenido de moho, especialmente el Melón rocío de miel).

FRUTOS SECOS Y SEMILLAS.

Las Semillas de Auyama y Girasol, las Almendras y las Nueces pueden proporcionar un suplemento positivo la dieta del tipo A que ingiere muy poca proteína animal. El Maní es el más Beneficioso. Cómalo a menudo porque contiene una lectina que combate el cáncer. Deben comerse pero siempre respetando la fórmula indicada al principio.

Muy Beneficiosas: Maní, Margarina de Maní, Nuez, Semillas de Linaza, Semillas de Auyama.

Neutros: Almendras, Avellanas, Cacao, Castañas, Hayucos, Margarina de Almendras, Margarina de Girasol, Margarina de Sésamo (tahini), Piñones, Semillas de Girasol, Semillas de Sésamo, Semillas de Girasol, Semillas de Amapola.

No Aconsejables: Merey, Nueces de Pará, Nuez de Brasil, Pistachos.

ACEITES.

Muy Beneficiosos: Aceite de oliva, Aceite de Nuez, Aceite de Grosella Negra, Aceite de Hígado de Bacalao, Aceite de linaza (semilla de lino).

Neutros: Aceite de Almendra, Aceite de Borraja, Aceite de Coco (poco), Aceite de Colza, Aceite de Germen de Trigo, Aceite de Onagra, Aceite de Sésamo (ajonjolí), Aceite de Girasol, Aceite de Soya, Margarina de Girasol.

No Aconsejables: Aceite de Canola, Aceite de Maíz, Aceite de Cártamo, Aceite de Ricino, Aceite de Maní, Aceite de Algodón.

ESPECIAS.

Muy Beneficiosas para el Sistema Inmunológico: Cúrcuma, Jengibre, Malta de Cebada, Melaza, Perejil, Mostaza (sin vinagre), Salsa de Soya.

Neutros: Ajo, Ajedrea, Algas Marinas en General, Albahaca, Alcaparra sin Vinagre, Algarrobo, Anís,

Azafrán, Azúcar Estevia, Cacao, Canela, Cardamomo, Cebollín, Cilantro, Clavo de Olor, Comino, Corteza de Olmo, Crémor Tártaro, Culantro, Curry, Eneldo, Estragón, Esencia de Almendra, Jarabe de Arce, Laurel, Levadura, Linaza, Maicena, Mayonesa sin Vinagre, Menta, Mejorana, Nuez Moscada, Orégano, Paprika, Pimienta Inglesa, Regaliz (raíz), Romero, Sal, Salvia, Tomillo, Uña de Gato.

No Aconsejables: Ají en Polvo, Algas Azules, Alcaparras Avinagradas, Almidón de Maíz (maicena), Azúcar Blanca, Azúcar Morena, Chile, Fructosa, Glucosa, Jarabe de Maíz, Jarabe de Arroz, Junípero, Kétchup (por el Vinagre), Mayonesa con Vinagre, Miel, Pimienta (negra o blanca), Pimienta de Cayena, Pimentón en Polvo, Salsa Inglesa, Vainilla, Vinagre.

TÉ DE HIERBAS.

Para mejorar el sistema inmunológico lento: **Aloe (Zabila), Bardana, Alfalfa.**

Como tónico cardiovascular: **Marjoleto (crataegus monogyna).**

Como Antioxidante para Proteger el Tubo Digestivo del Cáncer: **El Té Verde.**

Para el estrés: **Manzanilla, Raíz de Valeriana.**

Para la digestión: **Jengibre y Olmo Americano (estimulan la secreción del ácido estomacal).**

Muy Beneficiosos: Alfalfa, Alholva, Aloe (Zabila), Bardana, Cardo de María, Escaramujo, Hierba de San Juan, Jengibre, Manzanilla, Marjoleto, Mostaza en Granos, Olmo Americano, Salsa de Soya, Té Verde, Valeriana.

Neutros: Abedul Blanco, Bolsa de Pastor, Candelaria, Diente de León, Dong Quai (fitoestrógenos), Escutelaria, Genciana, Ginseng, Hojas de Frambuesa, Lúpulo, Marrubio, Menta Verde, Milenrama, Mora, Mostaza en polvo, Menta, Perejil, Roble Blanco, Salvia, Sauco, Tilo, Tomillo, Uña de Caballo, Verbena, Zarzaparrilla.

No Aconsejables: Barba de Maíz, Cayena, Hierba Gatera, Jarabe de Caña de Azúcar, Palo Dulce, Ruibarbo, Té Negro, Trébol Rojo.

BEBIDAS (estimulantes).

Muy Beneficiosos: Agua Potable, Café, Agua de Limón (agua, muy poco limón), Té Verde, Té de Aloe, Vino Tinto y Vino Blanco (sin azúcar y muy poco).

Neutros: Agua de Coco (Muy poca), Cerveza con poco grado de alcohol (poca y con Moderación), Sidra de Manzana (sin azúcar).

No Aconsejables: Agua de Seltz (agua gasificada), Gaseosas en General, Gaseosa de Dieta, Licores

Destilados, Limonada (mezcla de agua, mucho limón y azúcar), Malta, Té Negro.

CONDIMENTOS.

Muy beneficioso: Mostaza en Granos o Pura.

Neutros: Encurtidos caseros sin vinagre, Gelatina, Guaraná (poca), kosher, Pepino Encurtido con Eneldo.

No Aconsejables: Aspartam, Maltodextrina (almidón de azúcar).

SUPLEMENTOS PARA LAS PERSONAS DEL TIPO A.

Sirven para fortalecer el sistema inmunológico, el corazón, prevenir infecciones y agregar antioxidantes.

Vitamina B-12: Se encuentra principalmente en las proteínas animales y a las personas del grupo A les resulta difícil asimilarla debido a la ausencia del factor intrínseco que ayuda a absorberla en la sangre y que la mucosa de su estómago no produce. Está en la salsa de soja, el tempeh (granos de soja fermentados), la pasta de grano de soja (miso), pescado, huevos.

Vitamina B-9 o Ácido fólico: Para la anemia. Como no lo puede tomar del hígado y el germen de trigo, puede ingerir Espinaca, Brócoli, Maní, Almendra.

Vitamina B-3, PP o Niacina: Reduce el colesterol (harinas integrales, huevo, higo, dátil, almendra, pescado, aves).

Vitamina C: Anti-infecciosa, Antioxidante. El tipo A no responde bien a las dosis superiores al gramo de vitamina C porque suele afectar su estómago. Una o Dos cápsulas de 250 mg tomadas a lo largo del día no causan trastornos digestivos. (Toronja, frutillas, ananá, cerezas, limón, brócoli, endivias)

Vitamina E: No más de 400 UI diarias. Protege contra el cáncer y las afecciones cardíacas. Está en el Aceite de Oliva, Maní, Avellana, Almendras, Harinas Integrales, Vegetales de Hoja Verde.

Calcio: El grupo A tolera bien el gluconato y el citrato de calcio, pero el mejor es el lactato de calcio, nunca el carbonato de calcio que se encuentra a menudo en los antiácidos porque requiere la más alta cantidad de ácido gástrico para su absorción y es la peor fuente de calcio para el tipo A.

Hierro: La dieta del tipo A es naturalmente baja en hierro. Las mujeres, particularmente aquellas con períodos menstruales difíciles, deberían tener especial cuidado con las reservas de hierro. Hacerlo siempre con supervisión médica para observar sus progresos mediante las pruebas de sangre.

En general, utilice la dosis más baja posible y evite los períodos de suplemento prolongado. Trate de evitar las fórmulas de hierro en bruto como el sulfato ferroso que puede irritar su estómago. Utilizar <u>citrato de hierro</u>. Este grupo debe consumir muchos, higos y harinas integrales, en el huevo y las legumbres secas, berro, espinacas, arvejas y acelgas.

CON PRECAUCIÓN.

Zinc: Con cautela, en caso de tomarlos por alguna deficiencia, no tomar más de 3 mg/día. Las dosis altas (150 mg) ya que a largo plazo disminuyen la inmunidad en lugar de mejorarla y pueden interferir con la absorción de otros minerales. No lo emplee sin asesoramiento médico. Se encuentra en los Huevos, legumbres, pan de trigo germinado Esenio o Ezequiel.

Selenio: Con cautela y bajo supervisión médica. La suplementación excesiva (más de 500 mcg) puede resultar tóxica. Ya que este grupo tiene intolerancia al trigo integral, puede tomarlo mejor del arroz integral, los panes Esenio y Ezequiel de trigo germinado, las cebollas y la Piña.

Cromo: Con cautela. Beneficia debido a una susceptibilidad a la diabetes ya que mejora la eficacia del factor tolerancia a la glucosa del organismo, lo cual incrementa la eficiencia de la insulina, se desconocen los efectos a largo plazo. Protéjanse de las complicaciones diabéticas siguiendo la alimentación tipo A.

Fitoquímicos y hiervas recomendados para el tipo A: Marjoleto. Tónico cardiovascular, disminuye la presión arterial y ejerce un efecto disolvente sobre las placas de las arterias. Se le debería incorporar definitivamente a la dieta para reforzar los cereales para el desayuno.

Echinacea Purpurea: Ayuda a prevenir resfriados y gripes y a mejorar la acción anti cancerígena del sistema inmunológico. Viene en tabletas o líquido.

Huangki (astrágalus membranaceous): Tónico inmune. Es una hierba china muy difícil de encontrar. Tanto la Echinacea como el Huangki tienen azúcares que actúan como mitógenos estimulantes de la proliferación de glóbulos blancos, los cuales a su vez tejen el sistema inmune.

Hierbas Calmantes o Sedantes: Valeriana officinalis, manzanilla.

Quercitina bioflavonoide es un antioxidante cientos de veces más potente que la vitamina E. Para prevenir el cáncer. Se vende en herboristerías en cápsulas de 100 a 500 mg.

Cardo de María (Silybum marianum): Antioxidante que alcanza concentraciones muy altas en el hígado y los conductos biliares para los que sufren de trastornos hepáticos, pancreáticos o vesiculares. El cardo lechero es ideal para proteger al hígado de los pacientes de cáncer que están recibiendo quimioterapia.

Bromelia Enzimas de la Piña para los que padecen de hinchazón u otros síntomas de mala absorción de la proteína. Esta enzima posee una capacidad moderada para descomponer las proteínas y ayuda al tipo digestivo a asimilarlas.

Suplementos pro-bióticos: Si la dieta vegetariana le produce flatulencia excesiva, un suplemento pro-biótico (antiflatulentos) ya que contrarresta este efecto y suministra a las bacterias que se encuentran en el tubo digestivo. Busque suplementos altos en factor bífido ya que esta cepa está mejor adaptada al tipo A.

Precauciones. Vitamina A - Beta Caroteno: Previene las afecciones arteriales, pero en dosis altas es pro-oxidante. Es mejor consumir brócoli, calabaza, huevos, espinaca, zanahorias. A medida que envejecemos nuestra capacidad de asimilar las vitaminas solubles en grasa puede disminuir. En ese caso pequeñas dosis suplementarias de 10.000 UI de vitamina A pueden ayudar a contrarrestar los efectos de la edad sobre el sistema inmunológico.

Alimentos que degeneran y favorecen el aumento de peso.

- **Carne: Deficientemente digerida se almacena como grasa y también aumenta las toxinas digestivas.**

- **Lácteos: Inhiben el metabolismo de los nutrientes.**

- **Habas: Interfieren con las enzimas digestivas, y retrasan el ritmo metabólico.**

- **Trigo: Inhibe la eficiencia insulínica.**

Alimentos que regeneran y favorecen la Pérdida de peso.

- **Aceites vegetales: Contribuyen a una digestión eficiente impidiendo la retención de líquidos.**

- **Alimentos de soja: Contribuyen a una digestión eficiente se metabolizan rápidamente.**

- **Vegetales: Contribuyen a un metabolismo eficiente y favorecen a la evacuación intestinal.**

- **Piña: Mejora la utilización de las calorías y favorece la evacuación intestinal.**

CONSEJOS DE ORO.
COMER EQUILIBRADAMENTE.

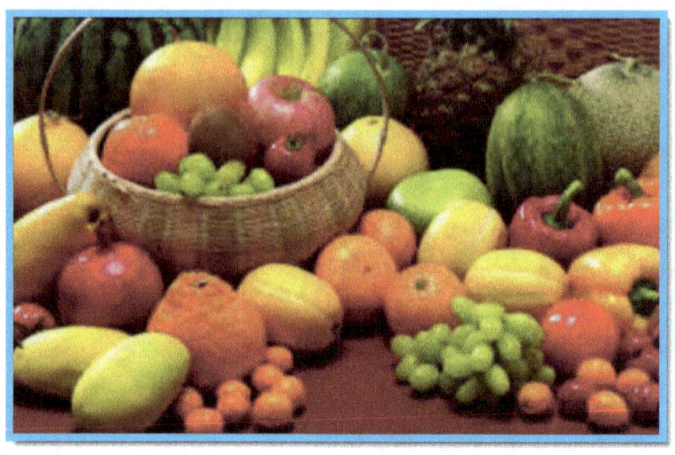

En todo existe el arte o la ciencia. En la forma de alimentarnos, se marca más aún este precepto pues de ese acto deriva la vida y la salud de la persona.

Así, en la sabiduría oriental se busca el equilibrio de la alimentación encontrando las combinaciones correctas de energía con los sabores de los alimentos, y se evita a toda costa aquellas combinaciones inarmónicas que consumen energía.

Por ejemplo, el consumo frecuente y excesivo de comidas Yang, catalogadas como aquellos alimentos grasosos y "calientes", produce fiebre, ardores, congestión, opresión en el pecho y muchos más efectos nocivos del exceso de "energía calurosa".

Debido al efecto productor de "calor", el cuerpo busca dejar escapar este calor abriendo furúnculos granos, llagas y abscesos. También, cuando se consumen alimentos demasiado picantes o irritantes, se perjudica la digestión, se trastorna el estómago, los intestinos y se producen con frecuencia hemorroides.

Hasta el consumo de los alimentos más frescos y naturales, puede volverse perjudicial cuando se combinan con otros alimentos que perjudican la digestión, dificultan la asimilación, fermentan o se pudren en el intestino causando conflictos en la energía interna.

Cómo comer de acuerdo a la naturaleza, la humanidad está dividida en diferentes tipos metabólicos. Así, se piensa que aproximadamente el 15% de la población es de tipo vegetariano, es decir, su alimentación ideal es la que está basada en vegetales.

Un 25% corresponde al tipo de personas que les va bien comer carne y productos animales y poco vegetales sin presentar trastornos de salud. El restante 60%, se distribuye entre las personas cuya alimentación ideal es de tipo mixto (seudo vegetarianos), es decir que pueden comer los dos tipos de alimentación.

Una vez que hemos determinado nuestro tipo metabólico y grupo sanguíneo, de acuerdo a lo que por la información dada acá, que nos "hace" bien o "mal", seguiremos este índice.

Por ejemplo, los metabolismos de tipo vegetariano son de "oxidación lenta", esto quiere decir que queman muy lentamente los carbohidratos para obtener la energía necesaria para digerir las carnes y grasas. Por tanto, la digestión de grandes cantidades de carne, huevos, pescado y otras proteínas animales les hace sentir cansancio, pesadez y sueño. Son personas que comen muy poco de productos animales y naturalmente prefieren las frutas, nueces, ensaladas y cereales.

Las personas que por el contrario se sienten fuertes y con mayor vitalidad después de comer alimentos proteicos de origen animal, queman con gran rapidez los carbohidratos. Es probable que el consumo de azúcares y harinas los torne nerviosos y agitados por la sobre estimulación que sufre el sistema nervioso por este tipo de alimentos.

Estas personas son las de tipo metabólico carnívoro. El tipo metabólico carnívoro, envía grandes cantidades de proteínas y grasas animales al hígado, donde se convierten en glucógeno para disponer de glucosa según las necesidades de energía que se presenten.

En las personas de tipo seudo vegetariano, se considera que admiten ambos tipos de alimentos, siempre y cuando sea en la combinación correcta. Si usted cree que grandes cantidades de proteínas animales no lo dejan agotado y que grandes cantidades de féculas y azúcares no lo hacen sentir nervioso, es probable que tenga un metabolismo equilibrado y que sólo deba preocuparse por elegir alimentos saludables de ambas categorías y combinarlos adecuadamente.

QUE HACER PARA MANTENER EL EQUILIBRIO ALIMENTICIO:

* Coma primero la fruta o la ensalada, pero no los dos platillos juntos en la misma comida.

* Si se va a consumir frutas, lo ideal es comer las ácidas (según su grupo sanguíneo) como primer alimento por las mañanas. Son ideales ya que purifican el organismo y depuran la sangre, limpian y preparan el estómago para que este comience a funcionar.

Después de 20 minutos se puede tomar o comer otro tipo de alimento.

*Las demás frutas pueden comerse a distintas horas del día, procurando que sea una hora antes, o dos horas después de haber comido algo.

* Después podrá consumir el resto de los alimentos, tomando en cuenta que los alimentos cocinados o con grasa, se deben tomar en pequeñas cantidades y ser bien masticados. Lo mejor es tomar no más de un platillo cocinado en una misma comida.

* No beber líquidos durante la comida a excepción de agua de temperatura ambiente y si es ozonizada mejor.

* Si se hace una comida copiosa y abundante, no deberá hacer la siguiente comida.

* En cuanto a las frutas, no se deben mezclar frutas ácidas con frutas dulces. Lo mejor es comer de una sola fruta a la vez.

* La combinación de proteínas y carbohidratos es incompatible. Para descomponerse en el estómago, cada una requiere de jugos gástricos ácidos y alcalinos respectivamente. Al estómago le cuesta muchísimo trabajo digerir el alimento, por lo que es fácil que se produzca la indigestión o la acidez estomacal.

* Cuando se mezclan proteínas y carbohidratos en una misma comida, el alimento pasa horas sin poderse digerir en el estómago, y comienza a ocurrir el proceso de descomposición del alimento, a producir toxinas, gases, mal aliento, etc. En la dieta actual hay muchos ejemplos comunes de esta combinación (carbohidratos y proteínas): pastas

(carbohidratos) y queso u hongos (proteínas), carne (proteína) y papas o aceitunas, leche (proteína) y pastas, pan, frutas, etc.

* La combinación de dos carbohidratos en una misma comida no es tan perjudicial como la de dos proteínas en una misma comida.

La Gliadina y el Efecto Obesidad-Diabetes.

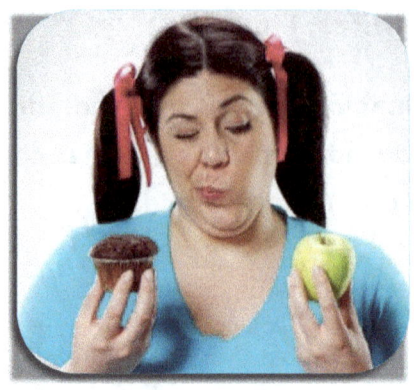

Si lo miramos desde el punto de vista estrictamente científico, la Gliadina es una proteína que se encuentra en el gluten del trigo. Pero si la analizamos desde otra perspectiva, es una proteína capaz de provocar asombrosos efectos negativos en el ser humano. Las personas que consumen Gliadina, ingieren 400 calorías más diariamente y quienes evitan consumirla, reducen su consumo calórico diario en 400 inmediatamente.

Entre las cosas que se saben de la gliadina, las más importantes son, que es la proteína que más abunda en el trigo y que se encuentra dentro del gluten.

Pero, aquí viene lo más interesante, el trigo de este siglo XXI, es muy diferente al que consumían nuestros padres allá por 1960, y la gliadina que contiene el trigo "moderno" es completamente diferente en sus aminoácidos, en parte por las transformaciones genéticas del trigo, que se han ido provocando para aumentar en la cosecha su rendimiento por hectárea.

La gliadina actual se degrada en el tracto intestinal a un grupo de sustancias llamadas "exorfinas". Que viajando en la sangre, se unen a algunos receptores en el cerebro, para estimular el apetito y producir cambios en el comportamiento, como el trastorno de inatención con hiperactividad, y autismo en niños. En adultos, trastornos sociales esquizofrénicos, manías de la enfermedad bipolar y arrebatos de ira.

Por otra parte, los anticuerpos de la Gliadina son capaces de adherirse al tejido del sistema nervioso y producir disfunciones neurológicas ligadas al sistema inmunológico, como ataxia cerebelosa, encefalopatía por gluten y algunos tipos de asma. Todo esto gracias a la respuesta inflamatoria que produce en el sistema nervioso.

Se conoce que las cepas de alto rendimiento, del trigo desarrollado en los años 60s y 70s, fue adoptada por los granjeros norteamericanos a finales de los años 70, y para 1985, prácticamente eran las únicas que cultivaban por su alta productividad, que se calculó en 10 veces mayor rendimiento que la anterior, si le aplicaban suficiente fertilizante a base de nitrato.

Los efectos que ha causado esta nueva proteína, en la gran mayoría de las personas que consumen pan, pastas, pasteles, cereales, galletas y todos aquellos productos elaborados con harina de trigo es un mayor consumo de calorías, que se nota a simple vista en el desmesurado aumento de peso y obesidad que presentan.

También ha contribuido el jarabe de maíz de alta fructosa que contienen los refrescos y la mayoría de los productos industrializados (aderezos para ensaladas, sopas enlatadas, salsas, postres, etc.), así como los endulzantes artificiales que también actúan como estimulantes del apetito.

Es muy importante dejar claro que en el caso de las tortillas tradicionales que se usa para pastelillos y otros. Solo sin son caseras y elaboradas con trigo no transgénico, y mientras más delgadas será mucho mejor y de menor riesgo.

Diga No a la Comida Chatarra.

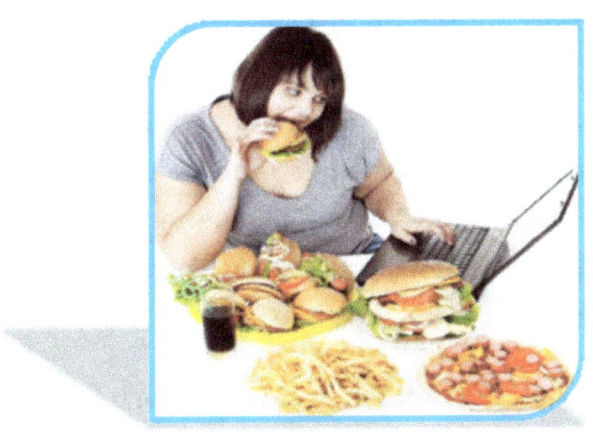

La noción de que la salud de los niños está en grave riesgo por el consumo de los llamados alimentos chatarra, por fin entró en la conciencia de las autoridades de salud y desde hace algunos años se hace hincapié en que estos productos no deben expenderse en los planteles educativos y que los padres de familia, empaquen para sus hijos algún alimento preparado en casa para la hora del recreo.

Si bien, esta iniciativa es un buen punto de arranque, la verdad es que estamos rodeados de productos chatarra, no solo los niños sino también los adultos y somos bombardeados por la publicidad que incita a consumir este tipo de alimentos, que ya es costumbre aceptada comprar refrescos, papas fritas, galletas, dulces y golosinas, además de antojitos de todo tipo, que se consiguen en cualquier tienda de la esquina.

El consumo de comida chatarra se ha convertido en una peligrosa costumbre que afecta a la población en general, en muchos casos para toda la vida. Esta nefasta forma de vida se ha apoderado de la mente de los padres y no se dan cuenta de lo nociva que es para los niños, cuando puede conducir a múltiples enfermedades y trastornos variados durante la vida del pequeño.

Esta costumbre está tan arraigada en la población, que el hecho de llevar a los niños a "comer" comida chatarra, ha sustituido la sana costumbre de llevar a los niños al parque y preparar una merienda para llevar, antes de salir de casa. En Razonamiento, Los niños y los adolescentes en sus constantes etapas de crecimiento, necesitan una excelente nutrición y desde luego que lo menos indicado para lograrla, es la comida chatarra o comida basura.

En la primera infancia, ya se echa de ver la mala alimentación, cuando el niño desarrolla "alergias", obesidad y un sinfín de enfermedades que hacen que la familia viva dependiendo del médico y el botiquín de casa parezca sucursal de la farmacia.

La explicación de tanta enfermedad y malestar es simple: obedece a una alimentación deficiente, limitada de nutrientes que sin duda llevan al sistema inmunológico a su más bajo funcionamiento, y a carecer de los recursos que necesita para hacer frente a una enfermedad, por leve que ésta sea.

Además, los niños mal alimentados tienen menos energía y son menos capaces de concentrarse y ahora con más frecuencia que nunca, desarrollan problemas de aprendizaje y de comportamiento, tan comunes hoy en día. Para construir la salud a largo plazo de sus hijos, los padres deben luchar contra esta epidemia con todos los recursos que puedan reunir.

En los padres, en el hogar, está la solución, el niño debe aprender buenos hábitos de alimentación desde que nace y aprender a disfrutarlos durante su infancia y adolescencia, ya que estos probablemente durarán toda su vida.

Ayúdelos a aprender a comer. Durante el embarazo y la etapa de la lactancia, la madre debe comer alimentos sanos y naturales, pues por investigaciones científicas se ha comprobado que los sabores picantes e industrializados, se transmiten a través del líquido amniótico y de la leche materna, que tienden a pasar estas preferencias de sabores al bebé.

Cuando el niño es destetado y comienza a comer alimentos sólidos, no renuncie a darle algún tipo de comida porque parece no ser de su agrado.

Algunas madres suelen decir "no le gustan las verduras". Antes de decidir que un alimento no le agrada al bebé, debe ofrecérselo por lo menos veinte veces, pero recuerde que cuando introduce una comida nueva en la alimentación del nene, dele primero un bocado y paulatinamente vaya aumentando la cantidad, hasta que consuma una porción completa.

El paladar del niño lo forma la madre, como los niños comienzan comiendo frutas, cuando se introducen las hortalizas, es común que los sorprenda el nuevo sabor y muestren señales de rechazo. A medida que el bebé crece, debe insistirse en que coma alimentos naturales.

Primero se le darán alimentos molidos hechos puré y paulatinamente a medida que le salen los dientes, alimentos picados para aprender a masticar. Juegue con ellos y los alimentos, utilice su imaginación. Recuerde que a los niños les divierte por ejemplo, comparar al brócoli con árboles pequeños. Si al niño mayorcito no parece agradarle alguna verdura en particular, ofrézcale una fruta como recompensa después de comer esa verdura.

La Naturaleza ofrece una gran variedad de frutas y verduras. Los niños deben aprender a comer de todo y se les debe enseñar a comer los frutos y hortalizas propias de cada estación. En la variedad está el gusto, y en el equilibrio o balance, la salud.

Insista en advertir al niño y adolescente que la comida chatarra es mala para la salud. Advierta que el comer burritos, fritos y refrescos no es la mejor opción y que la comida preparada en casa siempre será lo más adecuado para su salud. Los niños y los jóvenes son inteligentes y pronto aprenderán a diferenciar lo que les es benéfico de lo que les causa mal. Sea exigente, vale la pena.

Alimentos Fritos Terribles para la Salud.

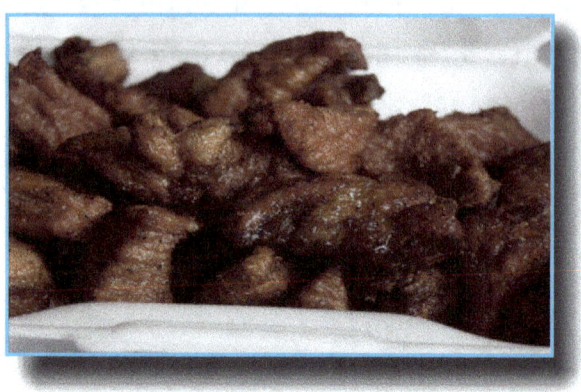

Los alimentos fritos dañan al cuerpo y al cerebro de diferentes formas y los malos efectos no son una consecuencia a largo plazo, sino a muy corto plazo.

Al igual que un automóvil requiere un buen cambio de aceite para rodar con eficiencia y no descomponerse, igualmente nuestro cuerpo necesita alimentos sanos que puedan digerirse adecuadamente y que no obstruyan el delicado mecanismo del "único" vehículo con el que contamos para el resto de nuestra vida, nuestro propio cuerpo.

Por esta razón es tan importante, no consumir alimentos fritos y optar por alimentos más sanos, porque los efectos enfermantes son muy obvios. Simplemente palpe sus "cauchitos" en el abdomen, en la cadera o en el muslo y notará la realidad. La gordura, básicamente significa que se han acumulado los alimentos fritos y los carbohidratos en forma de grasa en algunas zonas de nuestro cuerpo.

Para las articulaciones, esa carga excesiva es como llevar siempre a cuestas un fardo del que no descansamos más que cuando estamos en reposo y a la larga las daña.

Vamos a enfrentar la verdad:

- Los alimentos fritos (sumergidos e aceite a alta temperatura) tapan las arterias y provocan infartos y enfermedad de Alzheimer.

- Las venas y arterias tapadas producen ataques cardíacos y cerebrales.

- El aceite de canola es uno de los principales alimentos "genéticamente modificados" que contiene pesticidas y se utiliza en la mayoría de los restaurantes para freír y lo contienen los alimentos fritos que venden en las tiendas.

- La mayoría de los productos fritos contienen glutamato mono sódico que son sales tóxicas para "mejorar" el sabor de los alimentos muertos.

- Esto ocasiona acides y tomar antiácidos empeora las cosas pues evita en el cuerpo la producción natural de enzimas.

- Alimentos Fritos significa, alimentos inflamatorios que producirán problemas en las articulaciones.

- Aumento de la placa en las arterias significa aumento de la presión sanguínea.

- Las papas y la mayoría de los panes, absorben el aceite de cocina y lo convierten en azúcares en el estómago.

- Los productos modificados, procesados y los fritos, no se desdoblan apropiadamente en el cuerpo y permanecen en los riñones, hígado, intestino, próstata y colon por largos períodos de tiempo, si no es que para siempre.

- El gluten que es un alimento pegajoso, se usa para preparar masa para pizza, freír mariscos, comida china, banderillas, galletas, repostería, pasteles, etc.

- Los azúcares y los carbohidratos, cuando acidifican el organismo por su mal manejo en el consumo, alimentan la infección y son adictivos lo que nos encierra en un círculo vicioso; principalmente a los niños.

- Las calorías vacías no aportan ningún nutriente y el cuerpo sigue requiriendo aporte nutricional, por lo que el apetito se vuelve insaciable.

- Los antojitos que escurren grasa como las enchiladas, los tacos fritos, chiles rellenos, sin mencionar las donas y los churros, son dañinos a la salud por la gran cantidad de grasa saturada que aportan, y peor si están fritos con manteca, que va forrando el interior de las arterias con una capa de colesterol, grasas saturadas y grasas transgénicas que con el tiempo se endurece y forma depósitos de placa que producen la llamada ateroesclerosis o endurecimiento de las arterias.

- Cuando se endurecen las arterias, la sangre tiene mayor dificultad para fluir con las consecuencias negativas esperadas que son nocivas para la salud.

La buena noticia es que esa placa endurecida puede deshacerse sin drogas ni cirugías, tan sólo al dejar de lado los alimentos fritos, desintoxicar la sangre y fortificar los órganos alcalinizándolos. Esto es posible tomando diariamente una cucharada o dos de aceite de oliva virgen ya sea con jugo de limón o solo en ayuna por el tiempo que indique el especialista (cada caso es diferente).

También es bueno tomar té de Diente de León, Ajenjo o alguna hierba amarga especial para limpiar el hígado que puede conseguir en su tienda naturista de confianza.

La base de una forma de cocinar sana, es usar el aceite de manera apropiada para cocinar u optar por otras formas de cocción como el asado a la plancha, al vapor, horneado, a la parrilla o saltear en una sartén y añadir al final una rociada con aceite de oliva.

El punto es dejar de freír sumergiendo los alimentos los alimentos en aceite de una vez por todas y si se han de freír, que sea en muy poco aceite (solo mojar el sartén y hacer girar los alimentos hasta dorar), en el caso de la plancha por ejemplo y no refreír en aceite recalentado como se hace en los restaurantes de comida rápida que utilizan el mismo aceite una y otra vez. Pruebe poner el aceite de cocina en un frasco atomizador para utilizar sólo un poco. Hágalo, vale la pena. Y cuando menos lo crea, ya habrá dejado de cocinar friendo los alimentos.

El Consumo de Azúcar Refinada Acelera el Envejecimiento.

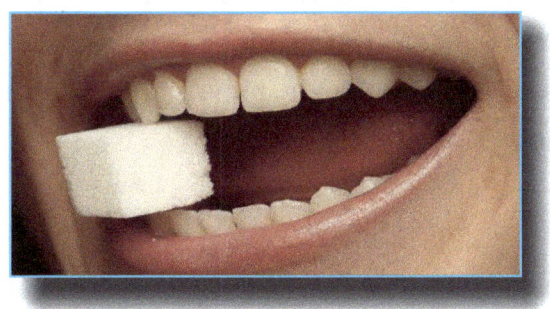

Del consumo de calorías que se da en la población que vive en los países industrializados, la mayor parte proviene del azúcar. El azúcar aumenta los niveles de insulina que promueven la acumulación de grasa y la inflamación en todo el cuerpo.

El consumo elevado de azúcar y los altos niveles de insulina aceleran el proceso de envejecimiento y crean un ambiente en el cuerpo que lleva a la enfermedad degenerativa y crónica.

La química del azúcar se basa en los carbohidratos que contiene e incluye los monosacáridos, disacáridos y oligosacáridos. Los más importantes monosacáridos son la glucosa, dextrosa y fructosa. La diferencia básica en estos componentes, es la forma en que se digieren y metabolizan. La glucosa y la dextrosa son básicamente el mismo tipo de azúcar.

Muchos de estos azúcares se combinan para formar azúcares complejos como la sucrosa que es el azúcar de mesa, mitad glucosa y mitad fructosa. Mientras que el jarabe de maíz, es 55% fructosa y 45% glucosa.

AUMENTO MASIVO DEL CONSUMO DE AZÚCAR.

En el año 1700, el individuo promedio consumía 2 kilos de azúcar al año.

En 1800, este consumo se vio aumentado hasta 9 kilos de azúcar al año.

En 1900, el consumo promedio llegó hasta 45 kilos al año.

El año 2018, el consumo individual alcanzó cerca de los 84 kilos por año.

La mayoría de las formas de azúcar se metabolizan rápidamente en el cuerpo y se convierten en glucosa. Esta glucosa, se lleva a las células por acción de la insulina. Este proceso se lleva a cabo muy bien en nuestro cuerpo cuando las células son sensibles a la insulina circulante.

Pero el estilo de vida actual lleva a mantener de forma crónica niveles elevados de azúcar en la sangre, así como de insulina, que provoca a largo plazo, una resistencia a la insulina, además de un cuerpo. El estilo de vida actual con excesivo consumo de azúcar, de alimentos procesados y falta de ejercicio.

EL MAYOR PROBLEMA DEL AZÚCAR E INSULINA ELEVADOS SON:

- Trastornos en el sistema inmunológico que reduce su capacidad funcional.

- Deshidrata las células y deprime el cuerpo de los electrolitos necesarios como potasio, magnesio, calcio y sodio que conducen a la muerte de las células y a espasmos musculares crónicos.

- Vacía al cuerpo de cromo, cobre, zinc y otros minerales trazo que ayudan a las células a sensibilizarse a la insulina. Además acelera la resistencia a la insulina de la membrana celular.

- Induce a la división y proliferación de las células cancerosas e inhibe la muerte programada de estas células.

- Crea tejidos dañados por las enzimas glucolíticas avanzadas.

- Vacía al cuerpo de exceso de radicales libres e inflamación en todo el antioxidantes como el glutatión, vitamina C y E; Inhibe la formación de Hormona del Crecimiento Humano y eleva los niveles de cortisol.

- Inhibe la síntesis de las proteínas lo que produce alteraciones en la química de huesos, músculos y articulaciones. Esto acelera el riesgo de osteoporosis, osteoartritis y dolores crónicos en músculos y articulaciones.

- Promueve el crecimiento de bacterias patógenas y parásitos como Cándida y otras levaduras negativas. Esto reduce en el cuerpo la cantidad de bacterias benéficas que conducen a infecciones intestinales y del sistema respiratorio.

- Lleva a la obesidad, a niveles de colesterol y triglicéridos elevados y factores inflamatorios arteriales.

- Abre la barrera de la sangre, vacía al cerebro de minerales trazo y permite que las toxinas y otros metales pesados se acumulen en el tejido del cerebro. Destruye los nervios y lleva al dolor crónico, neuropatías, trastornos de la visión y disfunción de los órganos.

SOBREPESO Y DESNUTRICIÓN.

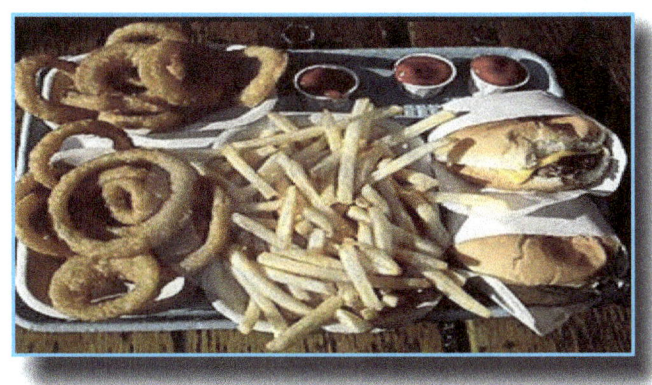

Las personas con sobrepeso normalmente siempre tienen hambre y no importa cuánto coman, sus cerebros siempre registran señales de hambre.

Uno pensaría que comer en demasía daría lugar a una sobre nutrición para las células. Pero el sobrepeso y la desnutrición siempre van de la mano, y es difícil de explicar a estas personas que entre más comen, más desnutridos están.

El sobrepeso lleva a menudo a una desnutrición grave porque las personas obesas lo están porque tienden a comer alimentos procesados con harinas y azúcar que nada aportan desde el punto de vista nutricional.

Cuando se comen calorías en exceso, sobre todo calorías de las llamadas "vacías", se está en el carril de alta velocidad para llegar rápidamente al sobrepeso o a la obesidad y a la desnutrición porque se omite el consumo de vitaminas y minerales.

Cuando las personas obesas sienten hambre, las neuronas cerebrales están enviando la señal de que falta alimento a las células. Por esa razón, se da la orden al metabolismo de hacerse más lento, para guardar la energía disponible hasta que haya más nutrientes disponibles.

Las neuronas se encargan también de avisar al cuerpo cuándo es hora de comer y cuándo es el momento para dejar de hacerlo. El punto es que las personas que comen exceso de calorías, "mueren de hambre" y sufren carencias de minerales esenciales.

Si la persona come carbohidratos en demasía, el exceso de glucosa proveniente de esos alimentos, no puede utilizarse en su totalidad, y el excedente se guardará como reserva, ¡en forma de grasa!

En general las personas con sobrepeso no pueden satisfacer las demandas de su cuerpo de energía o de nutrientes. En este escenario, el letargo, el hambre y el estrés no se hacen esperar, pero de ninguna manera estas no son una de las causas de la obesidad; sino los efectos o resultados de la misma (debido a la hambruna interna celular).

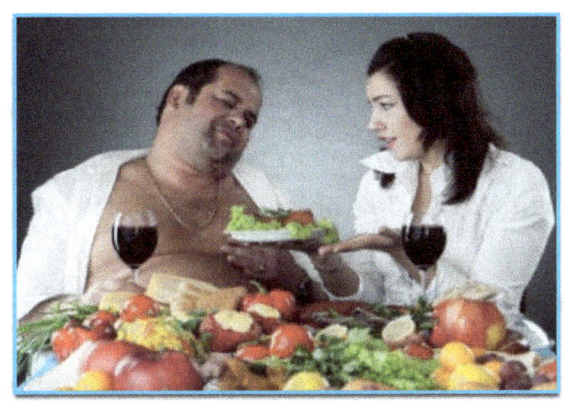

Las personas con sobrepeso sufren altos niveles de insulina en la sangre porque al comer alimentos en exceso, se provoca un aumento de glucosa en la sangre, y para nivelarla, el páncreas debe segregar más insulina.

El Síndrome X, médicamente también conocido como síndrome metabólico es una combinación de resistencia a la insulina, la resistencia a la leptina y la intolerancia a la glucosa, cuando se reúnen, todas estas condiciones, son precursores de cáncer, enfermedades cardíacas, obesidad y diabetes.

Alimentación después de los 45.

Cuando llegamos a esta etapa de la vida, nuestro organismo ya ha comenzado a experimentar cambios, necesita más nutrientes de calidad y menor cantidad de calorías. Esta es la razón por la cual se recomienda poner más atención tanto a lo que comemos como a lo que debemos dejar de comer.

Uno de los cambios puede ser que el intestino se vuelva perezoso, por lo tanto se debe comer una buena cantidad de fibra proveniente de frutas, vegetales y cereales además de beber por lo menos ocho vasos de agua al día.

Seleccione únicamente alimentos con proteínas de la mejor calidad, carnes magras, pescados, aves, legumbres, nueces y semillas. Tratando de mantener en el mínimo el consumo de alimentos que contengan harinas blancas, grasas y azúcares.

Recuerde el refrán...

1) Desayuna como un rey.

2) Almuerza como un príncipe.

3) Cena como un mendigo.

Esto es muy importante ya que para que el cuerpo recupere su fortaleza durante el reposo, debe tener un mínimo de alimentos que procesar en el organismo y así su sueño sea placentero mientras sus telómeros comienzan a recuperar la capacidad necesaria que estamos buscando.

Por tal motivo y experiencia adquirida en seguimiento a cientos de pacientes, les recomiendo cenar (siguiendo el refrán) mínimo 3 horas antes de acostarse en un lugar placentero y ajustado al sueño profundo.

Huesos y Dientes.

El calcio es fundamental en esta etapa de la vida y para proteger tanto los huesos que se ven afectados por la osteoporosis como a la dentadura, se recomienda el consumo de semillas, sin descartar las verduras de hojas de color verde obscuro como las espinacas, acelgas, berros, etc. También, beber dos vasos de leche de soya al día protege de la osteoporosis después de la menopausia y fortalece los huesos de la columna vertebral.

Debemos asegurarnos de consumir suficiente vitamina B comiendo granos, extracto de levadura, legumbres, vegetales, frutas, huevos, pescados y carnes magras.

La vitamina D es producida por la acción de los rayos solares sobre la piel. Por lo tanto, las personas que se asolean poco, pueden presentar deficiencias que podrían ocasionarles debilitamiento y deformación de los huesos, así que es importante la toma de sol adecuada y en caso de no hacerlo se recomienda tomar suplementos de vitamina D (10 mg por día).

Menopausia.

Para las mujeres, les es conveniente consumir

alimentos a base de soya, que contiene fitoestrógenos, los cuales ayudan a reducir los síntomas molestos de la menopausia.

La forma más fácil de mantenernos sanos, es llevando una alimentación saludable y cuidando que el intestino funcione adecuadamente, sin dar por hecho que para estar sanos debemos consumir decenas de píldoras diariamente. No lo olvide, el mejor médico es la Naturaleza que está dentro de nosotros mismos.

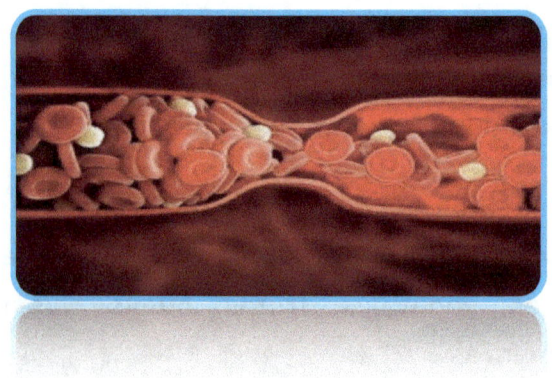

Síndrome de Sangre Espesa.

Cuando la sangre es más espesa de lo normal, el corazón simplemente se estresa teniendo que bombear una sangre más espesa, tratando de mantener la cantidad de volumen minuto que el cuerpo necesita para subsistir de 7 litros por minuto, y esto trae como consecuencia que no solamente se vaya reduciendo el volumen minuto cardiaco, sino que el cuerpo comienza a perder su capacidad regenerativa y por consiguiente a degenerarse y a enfermar.

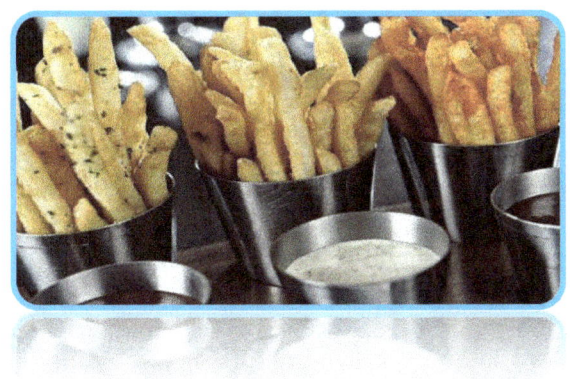

Alimentos Agresores.

Son alimentos que aunque puedan consumirse, ya su organismo por razones de súper vivencia determinó que lo dañan y por tal motivo los rechazan. En la Guía de Regeneración Alimenticia le indicaremos el método de cómo hacer seguimiento a los alimentos que en algún momento metabólicamente dañaron su páncreas.

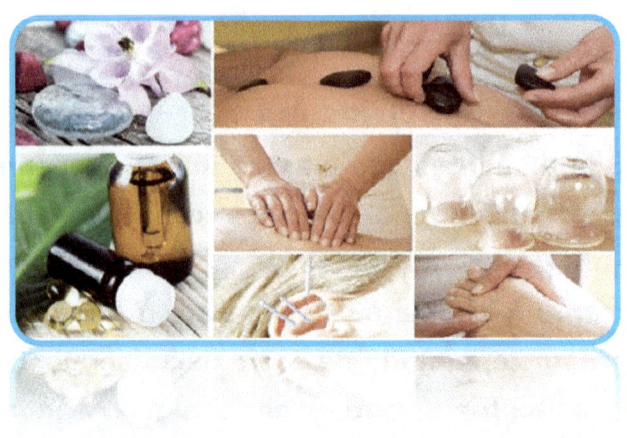

Homeopatía – Fitoterapia –

Hidroterapia – Neuro-acupuntura.

Eliminar los patógenos con antibióticos muy poderosos y naturales que no causan ningún efecto colateral, como:

A. Fitoterapia y Homeopatía.

B. Estimulación Bio-Energética (Hidroterapia).

C. Estimulación Bio-Neural (Neuro Acupuntura).

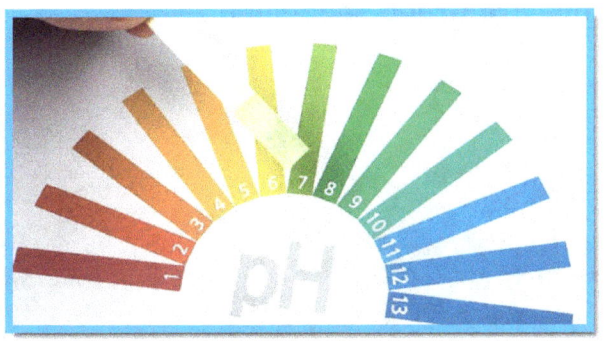

<mark>**Alcalinidad (Vida) – Acidez (Muerte).**</mark>

Alcalinización. Un Nuevo Estilo de Vida. Para que su cuerpo físico, mental y espiritual se mantenga en armonía con el medio ambiente que le rodea.

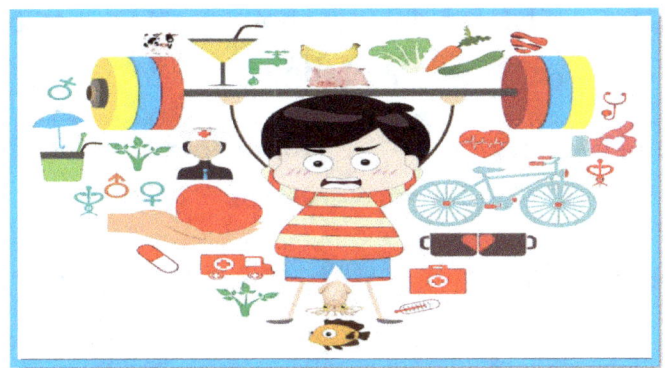

Nuestros estudios han arrojado que el cuerpo humano necesariamente para vivir en sanidad necesita un sistema inmunológico de defensa óptimo para así defendernos del ataque diario patogénico por el cual transitamos alimentarnos según nuestro Grupo Sanguíneo.

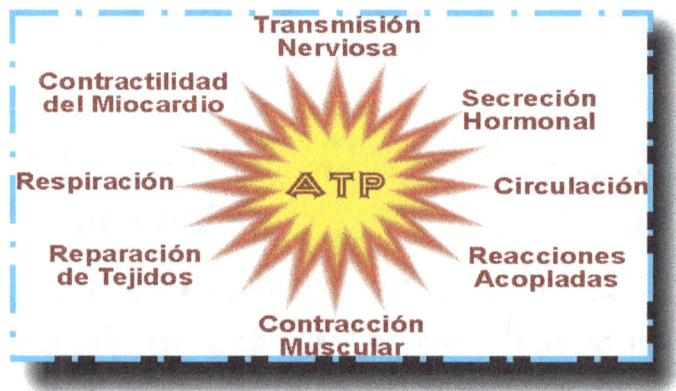

El Metabolismo en los diabéticos es Nervioso o Agitado.

Características del Metabolismo Nervioso o Agitado:

Son Muy Nerviosos – Medianamente Nerviosos – Poco Nerviosos

1. No digiere la carne roja bien o tarda en digerirla.

2. Las grasas **SATURADAS** caen mal (Cerdo, chuletas, quesos, pescados grasos, alimentos grasos).

3. No tienen buena digestión si comen tarde en la noche.

4. Si comen tarde en la noche, se le dificulta dormir ya que no digieren en la noche y por tanto se acidifican los alimentos en el estómago.

5. Sueño liviano, se despiertan con facilidad.

6. Los sentidos los tiene muy despiertos.

7. Para adelgazar y regenerarse necesitan dormir y comer adecuadamente.

METABOLISMO PASIVO – METABOLISMO EXCITADO.

+ **SISTEMA CENTRAL NERVIOSO AUTONOMO PASIVO 25% de los seres humanos (Carnívoro) SANGRE ALCALINA. Duerme bien, tiene tendencia a estar tranquilo, tiene los sentidos poco receptivos, tiene buena digestión por lo general, puede comer de todo (evitar los aderezos azucarados, los carbohidratos refinados y la fructosa) y no le pega mucho en la digestión, acepta mejor las proteínas en especial las carnes, mariscos, la grasa, los aderezos cremosos (salsas), los quesos, huevos, poco café, la sal. Caso contrario, se pone muy débil y desanimado. Alimentación 2 x 2 x 1. Es decir 2 partes de vegetales, 2 partes de proteínas y 1 de carbohidratos en el plato. TENDENCIA A PRESIÓN BAJA (Depresión). PARA ADELGAZAR NECESITAN DORMIR BIEN.**

CARACTERISTICAS:

SON MUY PASIVOS – MEDIANAMENTE PASIVOS POCO PASIVOS.

1. Digieren las proteínas con facilidad.
2. Las grasas SATURADAS caen bien (chuletas, quesos, pescados grasos, alimentos grasos).
3. Digieren bien si comen tarde en la noche.
4. Pueden comer tarde en la noche y no tiene problemas para dormir.
5. Sueño profundo.
6. Los sentidos los tiene muy pasivos.

+ SISTEMA CENTRAL NERVIOSO AUTONOMO EXCITADO 75% de los seres humanos (Vegetales). Tiene que estar en movimiento, en acción, tiene más abierto los sentidos, su digestión es delicada, sueño muy liviano e interrumpido. Debe ser más vegetariano, comer menos sal ya que les hace retener líquido, muy pocas grasas, evitar los carbohidratos refinados y comer proteínas moderadas como, pescado, pollo, pavo, conejo, pocos mariscos, huevos duros o asados por agua, nunca fritos, jugos frescos de vegetales, etc. o de lo contrario tendrá tendencia a sufrir de acidez, problemas de sueño, indigestiones, hiperactividad, estrés.

Alimentación 3 x 1 x 1.es decir 3 partes de vegetales, una de proteínas y una de carbohidratos por plato de comida.

TENDENCIA A PRESIÓN ALTA (Problemas cardiacos) SANGRE ACIDA (rechaza alimentos ácidos). Los excitados tienen un cuerpo acido, tenso y en estrés. Se recomienda consumos de potasio y magnesio (cambur manzano). **PARA ADELGAZAR NECESITAN DORMIR BIEN.**

CARACTERISTICAS:

SON MUY EXITADOS – MEDIANAMENTE EXCITADOS – POCO EXCITADOS.

1. No digiere la carne roja bien o tarda en digerirla.
2. Las grasas SATURADAS caen mal (Cerdo, chuletas, quesos, pescados grasos, alimentos grasos).
3. No tienen buena digestión si comen tarde en la noche.
4. Si comen tarde en la noche, se le dificulta dormir ya que no digieren en la noche y por tanto se acidifican los alimentos en el estómago.
5. Sueño liviano, se despiertan con facilidad.
6. Los sentidos los tiene muy despiertos.

ALCALINIDAD = VIDA - ACIDEZ = MUERTE.

¿Sabías que en 1931 Otto Warburg recibió el Premio Nóbel por descubrir La Causa Primaria del Cáncer y de todas las enfermedades?

Según Warburg:

"La falta de oxígeno y la acidosis son las dos caras de una misma moneda: cuando usted tiene uno, usted tiene el otro. Las substancias ácidas rechazan el oxígeno; en cambio, las substancias alcalinas atraen el oxígeno". O sea que, un entorno acido, es un entorno sin oxígeno... y el afirmaba que:

"Privar a una célula de 35% de su oxígeno durante 48 horas puede convertirlas en cancerosas."

"Todas las células normales tienen un requisito absoluto para el oxígeno, pero las células cancerosas pueden vivir sin oxígeno - una regla sin excepción"

"Los tejidos cancerosos son tejidos ácidos, mientras que los sanos son tejidos alcalinos."

Este científico logra demostrar que el cáncer es la consecuencia de una alimentación anti fisiológica y un estilo de vida anti fisiológico...

¿Por qué?..

Porque una alimentación anti fisiológica (dieta basada en alimentos acidificantes y sedentarismo), crea en nuestro organismo un entorno de ACIDEZ. Y la ACIDEZ, a su vez EXPULSA el OXÍGENO DE LAS CÉLULAS...

En su obra "El metabolismo de los tumores" Warburg demostró que

Todas las formas de cáncer se caracterizan por dos condiciones básicas:

1- la acidosis.

2- la hipoxia (falta de oxígeno).

También descubrió que las células cancerosas son anaerobias (no respiran oxígeno) y NO PUEDEN sobrevivir en presencia de altos niveles de oxígeno. En cambio, sobreviven gracias a la GLUCOSA siempre y cuando el entorno esté libre de oxígeno.

Por lo tanto, el cáncer no sería nada más que un mecanismo de defensa que tienen ciertas células del organismo para continuar con vida en un entorno ácido y carente de oxigeno...

Resumiendo:

1- **CÉLULAS SANAS** viven en un entorno alcalino, y oxigenado, lo cual permite su normal funcionamiento.

2- **CÉLULAS ENFERMAS O CANCEROSAS** viven en un ambiente extremadamente ácido y carente de oxígeno.

Una vez finalizado el proceso de la digestión, los alimentos de acuerdo a la calidad de proteínas, hidratos de carbono, grasas, minerales y vitaminas que otorgan, generaran una condición de acidez o alcalinidad al organismo. El resultado acidificante o alcalinizante se mide a través de una escala llamada PH, cuyos valores se encuentran en un rango de 0 a 14, siendo el PH 7 un PH neutro.

Es importante saber cómo afectan la salud los alimentos ácidos y alcalinos, ya que para que las células funcionen en forma correcta y adecuada su PH debe ser ligeramente alcalino. En una persona sana el PH de la sangre se encuentra entre 7,40 y 7,45. Tener en cuenta que si el PH sanguíneo, cayera por debajo de 7, entraríamos en un estado de coma próximo a la muerte.

Ambiente Alcalino (vida)
Ambiente Acido (muerte).

Un ambiente **ALCALINO** es aquel donde nos sentimos física y espiritualmente en armonía, en paz, en tranquilidad profundamente relajante como por ejemplo, un spa, la iglesia, leyendo la biblia, cargando a un bebe en nuestros brazos mientras ríe soñando en un cuarto de ambiente apacible con música relajante, colores y aroma de recién nacido que nos llenan de bienestar... Y así cualquier sitio lugar o espacio donde nos sintamos llenos de regocijo, paz y armonía entre muchas cosas.

Un ambiente **ACIDO** es aquel que nos hace sentir incomodos, llenos de estrés, malestar, quebrantados en el espíritu, desasosiego, irritables y todo aquello que nos con lleva a situaciones de maldad directa o indirecta hacia nosotros o a otros, como por ejemplo... Imagínense en este momento que están en medio de un disturbio y hay heridos por todas partes, mientras delincuentes armados someten a inocentes y los roban, golpean, maltratan, hieren de palabra y cuando tratan de huir de ese lugar son sometidos por la fuerza del maltrato a vejaciones de carácter grabe, mientras un ser querido que hasta hace unos segundos estaba a su lado ya no está, pero siente sus gritos pidiendo por su ayuda mientras usted yace impotente en piso sometido (a) y torturado inocentemente...

Sienta en este momento sus latidos y como cambiaron su manera de sentirse y pensar del ambiente ALCALINO en donde se encontraba cargando al bebe entre sus brazos a este medio ACIDO... Y ahora note y sume que esto pasó mientras solo leía unas líneas de diferencia, pues ahora piense en como acaba su vida encontrase y vivir en un medio ACIDO.

ALIMENTOS QUE ACIDIFICAN EL ORGANISMO.

1- AZÚCAR REFINADA y todos sus productos (el peor de todos: no tiene ni proteínas ni grasas ni minerales ni vitaminas, solo hidratos de carbono refinados que estresan al páncreas y acidifican el organismo. Su PH es de 2,1, o sea altamente acidificante.

El cáncer y el azúcar. Según los investigadores de la Universidad de San Francisco, California, el azúcar representa un riesgo para la salud contribuyendo a alrededor de 35 millones de muertes a nivel mundial cada año. Tan alta es su toxicidad que debería ser considerada una sustancia potencialmente tóxica como el alcohol y el tabaco.

Su vinculación con la aparición de la diabetes es tal, que deberían ser reguladas con un impuesto sobre todos los alimentos y bebidas que contengan "azúcar añadida", porque ahora con estos últimos estudios sobre su toxicidad acida se justifica un impuesto impositivo, concluyeron los investigadores. También recomiendan la prohibición de su venta en o cerca de las escuelas, así como el establecimiento de límites de edad en la venta de tales productos.

2- **SAL REFINADA.**

3- **HARINA REFINADA** y todos sus derivados (pastas, galletitas, panes, tortas, etc.)

4- **GASEOSAS.** Altamente acidificante.

5- **PRODUCTOS DE PANADERÍA.** (la mayoría contienen grasas saturadas, margarina, sal REFINADA, azúcar REFINADA y conservantes artificiales).

6- **CAFEÍNA.**

7- **ALCOHOL.** Sobre todo los destilados.

8- Todo lo que contenga conservantes, colorantes, aromatizantes, estabilizantes, etc.

9- Todos los alimentos envasados que contengan: azúcar refinada, sal o químicos artificiales de cualquier tipo.

10- **MEDICINAS** (FARMAFIA). **No todas Pero, la gran mayoría de ellas son altamente ácidas para las células del cuerpo.**

11- **COMIDAS RÁPIDAS. Con un altísimo grado de acidificación (muy peligrosas).**

12- **EL MICROONDAS. Más vale una imagen que mil palabras, dice el refrán, y en este caso es más que elocuente. HAGA ESTE EXPERIMENTO EN CASA.**

Compre 2 plantas pequeñas iguales y riéguelas (un día sí y un día no), una con agua pasada 5 minutos por el horno de micro-ondas, y la otra planta se riega con agua limpia y purificada (si es de ozono, mucho mejor). A los 9 días, LA DIFERENCIA ES LA MISMA QUE HAY ENTRE... LA VIDA y LA MUERTE.

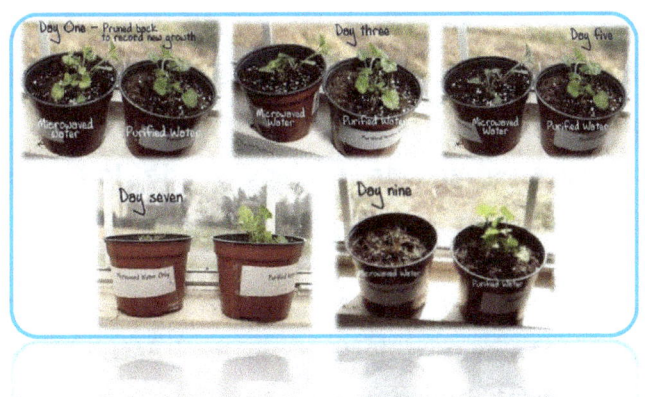

Si se piensa bien, someter un alimento o una bebida a un bombardeo de ondas electromagnéticas

de microondas, e introducirlo dentro de nuestro propio cuerpo, es una barbaridad. Es un caso que nos recuerda a aquellas situaciones en las que hay personas que viven a muy poca distancia de antenas que emiten ondas de baja frecuencia por microondas; ya se han demostrado muchos casos de enfermedades y cánceres producidos por permanecer dentro del radio de acción de estas antenas.

Pero en el caso del aparato microondas, el alimento irradiado es introducido por la persona dentro de su propio cuerpo, que es la conducta más grave que se puede adoptar en relación a estas ondas electromagnéticas.

Las microondas naturales del Sol son de corriente directa y de amplia frecuencia, y no crean calor por fricción, mientras que los hornos microondas son de corriente alterna, de estrecha frecuencia y ondas puntiagudas, que crean calor por fricción. Esta fricción molecular causa daños estructurales en las moléculas de los alimentos, deformándolas, acidificándolas y destruyéndolas.

Una comida o bebida pasada por el microondas casero llega a perder hasta el 90% de la energía vital de sus nutrientes, con lo cual el aporte nutritivo se desintegra.

Los minerales de los vegetales, cocinados con micro-ondas, se convierten en radicales libres cancerígenos. Igualmente, el consumo de alimentos por microondas, produce cáncer de estómago, de intestinos, de colon y en la sangre. Además provoca pérdida de memoria, inestabilidad emocional, pérdida de la inteligencia, daños cerebrales, etc.

El consumo de alimentos sometidos a bombardeos de microondas detiene o altera la producción de hormonas femeninas y masculinas. Es curioso que las ondas de microondas hayan sido utilizadas en programas secretos de control psicológico subliminal y de lavado de cerebro, según denunciaron especialistas médicos rusos.

En fin, que el horno microondas, la máquina del cáncer, es un desastre para los seres humanos, para los animales y para todos los seres vivos. Si todavía no te has desecho de tu peligroso aparato de microondas, hoy es un buen día para hacerlo.... ¡Cuánto antes mejor!.., ¡y cuánto más lejos mejor!...

Hay un grupo de alimentos que aunque sean ácidos, pueden y deben comerse según su diferente grupo sanguíneo con el fin de equilibrar en el cuerpo el grado de acides y alcalinidad (sobre todo el grupo O). Y estos son:

1- Carnes (permitidas).

2- Azúcar Estevia.

3- Cualquier alimento cocinado. (la cocción elimina el oxígeno y lo trasforma en ácido) inclusive las verduras cocinadas. Por tal motivo los alimentos para que conserven todos sus nutrientes deben cocinarse a no más de 45 º centígrados o al vapor (baño de maría). Pero así así en lo personal, todos los vegetales de hojas, las coloco en agua hervida por 3 minutos para matar todas las bacterias y otros organismos dañinos que contengan.

Mientras que las verduras o bulbos (zanahorias, papas, nabos, vainitas, remolachas, etc.) Primero los corto y luego los coloco en agua ya hirviendo, los dejo por 10 minutos y luego reposar hasta que el agua se ponga tibia.

Constantemente la sangre se encuentra autorregulándose para no caer en acidez metabólica, de esta forma garantiza el buen funcionamiento celular, optimizando el metabolismo. El organismo Debe obtener de los alimentos las bases (Minerales) para neutralizar la acidez de la sangre en la metabolización.

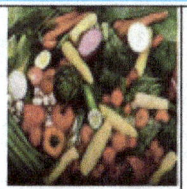 **VERDURAS CRUDAS:** Aportan mucho oxígeno y mientras más verdes sean las hojas mucho mejor (cocidas en menos cantidad). Algunas son ácidas pero dentro del organismo tienen reacción Alcalinizante, otras son levemente acidificantes, pero son necesarias ya que traen consigo las bases necesarias para el equilibrio del PH en el cuerpo.

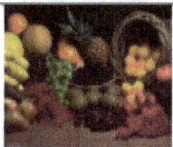 **FRUTAS:** Igual que las verduras, juegan un papel importantísimo en el equilibrio corporal, pero es importante decir que el limón tiene un PH ácido de aproximadamente 2.2, pero dentro del organismo tiene un efecto altamente Alcalinizante (quizás el más poderoso de todos).

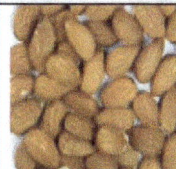 **SEMILLAS:** Aparte de todos sus beneficios, son altamente Alcalinizante como por ejemplo las almendras, nueces. Son una excelente opción para la alimentación alcalina, aunque son alimentos que redoblan las calorías de las frutas y verduras frescas, son de suma importancia para el organismo.

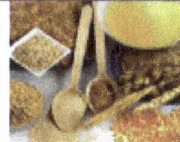 **CEREALES INTEGRALES:** El único cereal integral Alcalinizante es el Mijo, todos los demás son ligeramente acidificantes pero muy saludables. Todos deben consumirse cocidos, para su mejor aprovechamiento por parte del organismo ya que así sus fibras son mejor aprovechadas en el tracto intestinal.

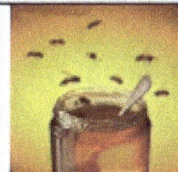 **LA MIEL:** Es un buen complemento Alcalinizante. Pero tenga presente que es rica en fructosa, y aunque no produce efectos acidificantes, en el caso de diabéticos debe restringirse y comerla solo en casos en que el paciente sufre estados de hipo glucemia. Se recomienda comprar miel pura y nunca comercial de tipo industrial con aditivos.

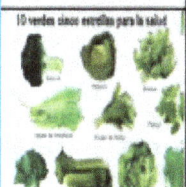 **LA CLOROFILA** de las plantas (de cualquier planta) es altamente Alcalinizante. Y por ello y una cantidad muy importante de motivos, es crucial en el buen desenvolvimiento de los alimentos en el cuerpo. Es altamente recomendable que el promedio de este consumo no baje de al menos el 50% diario dentro de los alimentos consumidos.

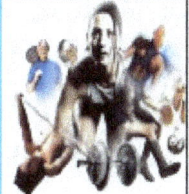 **EL EJERCICIO** oxigena todo tu organismo, el sedentarismo lo desgasta. Para poder sacar y deshacerse de todo los desechos por proceso de acidificación que el cuerpo acumula y que nos someten a todo tipo de enfermedades incluyendo el cáncer y la obesidad, una de las esenciales y vitales maneras de hacerlo es con el ejercicio (dependiendo de su grupo sanguíneo).

EL AGUA IONIZADA U OZONIZADA es importantísima para el aporte de oxígeno. "La deshidratación crónica es el estresante principal del cuerpo y la raíz de la mayor parte de las enfermedades degenerativas. Esta agua es altamente alcalinizante e importante para el rejuvenecimiento.

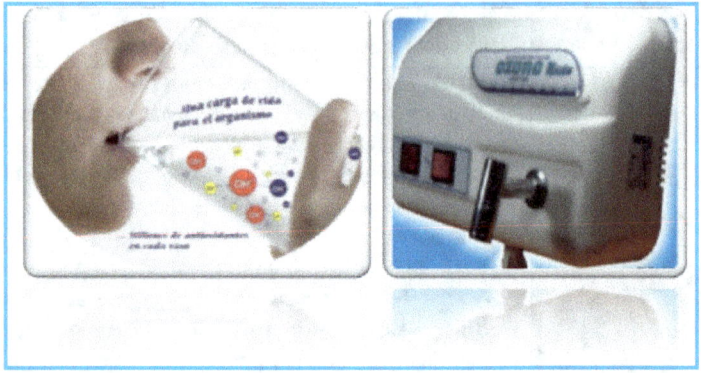

El Doctor George W. Crile, de Cleveland, uno de los cirujanos más importantes del mundo declara...

"Todas las muertes mal llamadas naturales no son más que el punto terminal de una saturación de ácidos en el organismo."

Contrario a lo anterior es totalmente imposible que una enfermedad o cáncer prolifere en una persona que libere su cuerpo de la acidez, nutriéndose con alimentos que produzcan reacciones metabólicas alcalinas y aumentando el consumo del agua pura y que, a su vez, evite los alimentos que originan dicha acidez, y se cuide de los elementos tóxicos.

"En general el cáncer no se contagia ni se hereda... lo que se hereda son las costumbres alimenticias, ambientales y de vida que lo producen."

"La lucha de la vida es en contra de la retención de ácido. El envejecimiento, la falta de energía, el mal genio, los dolores de cabeza, enfermedades del corazón, alergias, eczemas, urticaria, asma, cálculos, arteriosclerosis, etc. No son más que la acumulación de ácido.

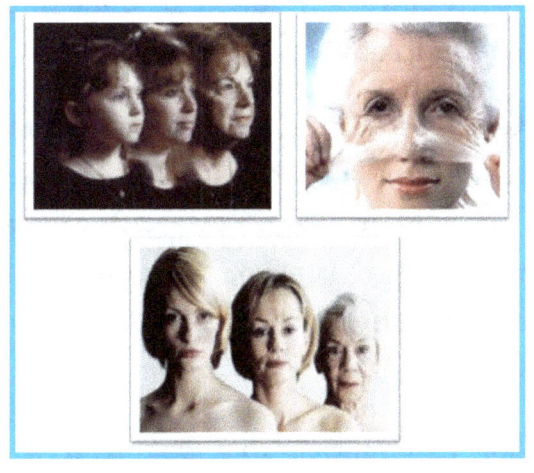

El Dr. Theodore A. Baroody dice en su libro "Alkalize or Die" (alcalinizar o morir).

"En realidad no importa el sin número de nombres que le den a las de enfermedades. Lo que sí importa es que todas provienen de la misma causa básica... Muchos desechos ácidos en el cuerpo".

ALCALINIZAR O MORIR.

El Dr. Robert O. Young afirma:

"El exceso de acidificación en el organismo es la causa de todas las enfermedades degenerativas. Cuando se rompe el equilibrio y el organismo comienza a producir y almacenar más acidez y desechos tóxicos de los que puede eliminar, entonces se manifiestan diversas dolencias."

¿Y la quimioterapia?

No voy a entrar en detalles, solamente me voy a limitar a señalar lo obvio:

La quimioterapia acidifica el organismo a tal extremo, que este debe recurrir a las reservas alcalinas de forma inmediata para neutralizar tanta acidez, sacrificando bases minerales (Calcio, Magnesio, Potasio) depositadas en huesos, dientes, uñas, articulaciones, uñas y cabellos.

Es por ese motivo que se observa semejante degradación en las personas que reciben este tratamiento, y entre tantas otras cosas, se les cae a gran velocidad el cabello. Para el organismo no significa nada quedarse sin cabello, pero un PH acido significaría la muerte. Cuantos de nosotros hemos escuchado la noticia de alguien que tiene cáncer y siempre alguien dice... "y si... le puede tocar a cualquiera..."

A cualquiera? No... No lo creo.

"La ignorancia, justifica... El saber, condena".

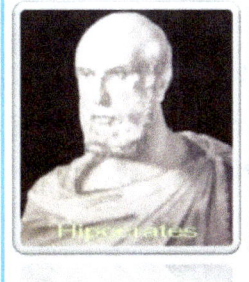

"Que el alimento sea tu medicina y que tu medicina sea el alimento".

Hipócrates. Médico Griego, considerado el "Padre de La Medicina".

"Si las personas permiten que la industria y la publicidad decidan qué alimentos comer, sus cuerpos pronto estarán, enfermos y decadentes".

Manuel Ramoni.
Naturopata e investigador científico.

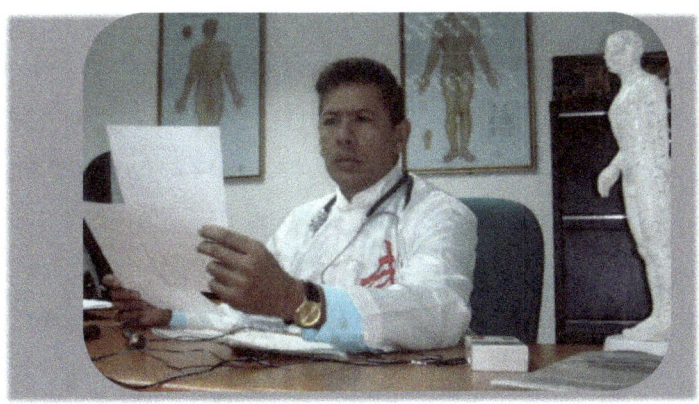

Como Corregir el Entorno Físico, Psíquico y Ambiental.

Regeneración del Organismo. Para que su cuerpo pueda regenerarse y volver a un punto de mejor calidad de vida, tanto físico como mental, es importante más que entender, comprender de qué se trata lo que he llamado Los Tres Componentes esenciales de la Vida.

Al cuerpo hay tres factores fundamentales que son LAS CAUSAS PRINCIPALES que le afectan y lo deterioran al punto de no retorno y que aceleran exponencialmente el proceso de envejecimiento normal del organismo... Y estos son:

➤ **FÍSICO.** Que a su vez se sub divide en: TRAUMATISMOS (Físicos por accidentes posturales, de tránsito, laborales, domésticos o por condiciones congénitas, genéticas, hereditarias) – ALIMENTOS SEGÚN SU GRUPO SANGUINEO – METABOLISMO – SISTEMA NEURAL – DEFICIENCIAS NUTRICIONALES y VITAMINICAS – DROGAS - INFECCIONES.

➤ **PSIQUICO.** Que a su vez se sub divide en: CONFLICTOS EMOCIONALES – ESTRÉS – FALTA DE RECREACIÓN – EXCESO DE TRABAJO – RUTINA – AREA SOCIAL, FAMILIAR y de PAREJA.

> **AMBIENTAL.** Que a su vez se sub divide en: ALTURA – TEMPERATURA – CLIMA – HUMEDAD – ELECTROMAGNETISMO y RADIACION – RUIDO – OLORES – PAISAJE – CLARIDAD.

Debe comprender que cuando uno o varios de estos factores fallan (a excepción de las condiciones congénitas, genéticas o hereditarias), el cuerpo se acidifica, pasando de un estado ALCALINO a un estado ACIDO y es ahí precisamente cuando comienza el cuerpo a sufrir los embates que le conllevarán a problemas que irán, desde un simple resfriado hasta el cáncer. Es por ello que para restaurar el organismo en toda su esencia, debe leer y practicar con detenimiento las recomendaciones que a continuación le indicamos, cambiando así a un NUEVO ESTILO DE VIDA.

EN LO FÍSICO.

° Evitando los accidentes físicos, tomando como bandera la prevención. Vigilando y corriendo las malas posturas por malos hábitos adquiridos, de cómo sentarse, pararse, dormir, caminar, manejar, cocinar. (Evitar la almohada para ver TV acostado, pararse recostado en un solo pie, corregir con plantilla si hay una pierna más larga que otra, tratar de usar más seguido los dos brazos, leer con la cervical recto lo más posible llevando lo que lee a la altura y no agachándose para leer, si es costurera turnar ambos pies para cocer, cuando maneje turne los brazos, entre otros ejemplos).

° Para que su organismo metabolice y perfeccione su rendimiento debe respetar las siguientes pautas. Según sea su metabolismo (Pasivo o Excitado).

° En caso de ser necesario, busque un Médico Acupuntor reconocido y pídale que: quiere que le equilibre su sistema neural de meridianos en base a su patología y según su criterio médico.

° Para obtener un buen equilibrio de las Deficiencias Nutricionales y Vitamínicas, deberá comer según su grupo sanguíneo, haciendo y respetando sus 3 comidas principales más sus meriendas y agregando de ser necesario según su condición... 1 comprimido de cualquier multivitamínico en ayunas.

° Aléjese y evite el contacto con cualquier tipo de drogas e inclusive cuando consuma licor que sea moderado y de tipo social.

° Para las infecciones tanto PARASITARIAS – FUNGICIDAS (Hongos) – BACTERIALES –VIRALES… Deberá ejercer y aplicar los medicamentos indicados. Como el alga marina, la limpieza del hígado, vías biliares colon y riñones, así como la depuración de la cándida albicans.

De igual manera y sumamente importante también deberá visitar al odontólogo y hacerse la limpieza y el control ortodonso.

Y PARA CERRAR EN LO PSICOLOGICO, LES DIGO QUE:

El poder de la oración se basa en la Fe, La Esperanza, En las Buenas Acciones y sobre todo en El Amor. Y les hablaré brevemente con la venia de la sala… Sobre Las tres <u>A</u> versus las tres las <u>P</u>, y estas son:

Ausencia   Presencia

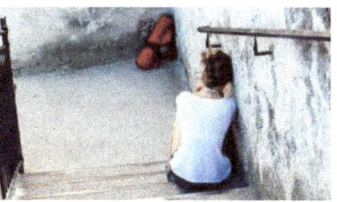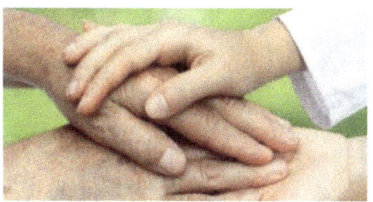

➢ Ausencia <u>versus</u> Presencia. Supongamos que tienes un problema, y a esa persona delante de ti discutiendo. En vez de irte y no enfrentar la situación (Ausencia), debes es quedarte (Presencia) y resolverlo.

Angustia   **Paz**

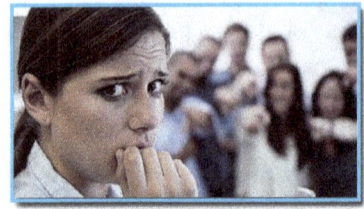

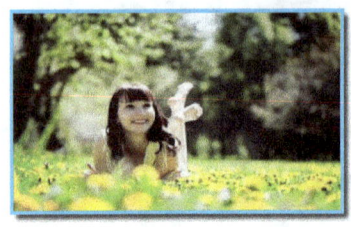

Angustia versus **Paz.** Si no lo enfrentas y lo resuelves, estarás angustiado (Angustia), pero si te quedaste y lo resolviste... Entonces tendrás paz.

Agresión   **Perdón**

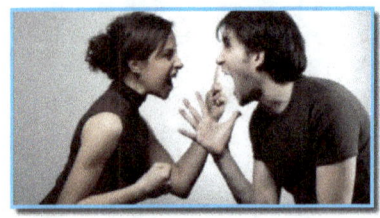
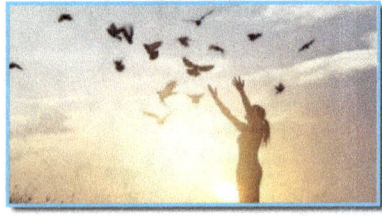

Agresión versus **Perdón.** Por no quedarte presente y resolver el problema, ahora no solamente vives angustiado sino que ahora estás enojado y en provocación de agredir (Agresión). En cambio sí te quedaste presente y solventaste el problema no solo ya no estarás angustiado y con ganas de agredir verbal, física o mentalmente, sino que tendrás más elementos para saber perdonar (Perdón).

Por tal motivo, cuando tengas cualquier tipo de problema y recordando que el estrés es tu amigo... Pues quédate presente, no huyas, resuelve y perdona. Eso te hará feliz por la sencilla razón de que no tendrás que arrastrar una innecesaria preocupación.

Por ejemplo haz esta autosugestión... Porque *DIOS* Es mi Fuerza... Lucharé por ser feliz y no ser áspero con los demás y así reflejar la paz que ahora siento... Porque *DIOS*... Me Está Mirando.

EN LO PSÍQUICO.

En **NEUROPSICOLOGIA,** denominada por el Dr. Hamer **"La Nueva Medicina del Futuro".**

SEGÚN EL DR. HAMER. ANCOLOGO CIENTIFICO ALEMAN.

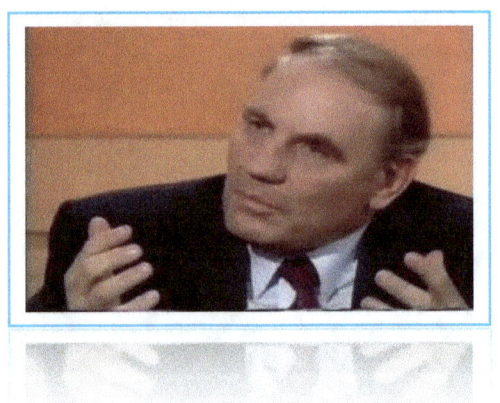

Toda **ENFERMEDAD O CÁNCER** se origina de un SDH (Síndrome de Dirk Hamer), que es un **CHOQUE DE CONFLICTO** serio, agudo, **ALTAMENTE DRAMÁTICO Y REPENTINO,** que toma al individuo de manera completamente inesperada. El choque del conflicto ocurre simultáneamente en la psique, el cerebro y en el órgano correspondiente.

Un SDH puede ser accionado, por ejemplo, por la pérdida inesperada de un ser querido, una separación no prevista, un diagnóstico o pronóstico para el cual uno no está preparado, un pánico repentino a la muerte, por un enojo o preocupación inesperada, por un sentimiento repentino de abandono (emocional, mental o físico), o por un temor o amenaza inesperada. Inmediatamente, el choque del conflicto interrumpe las funciones biológicas normales del organismo. Para poder manejar el evento, el cerebro activa instantáneamente un PROGRAMA BIOLÓGICO ESPECIAL Y SIGNIFICATIVO creado para contener exactamente esa situación en particular.

- Nivel Psíquico: Psicológicamente, experimentamos estrés emocional y mental.

- Nivel Cerebral: En el momento justo de un SDH el choque de conflicto alcanza un área específica en el cerebro, provocando una lesión que es claramente visible en una TOMOGRAFÍA COMPUTARIZADA DEL CEREBRO (TC) como un grupo de anillos concéntricos nítidos. Tal lesión anular es llamada FOCO DE HAMER.

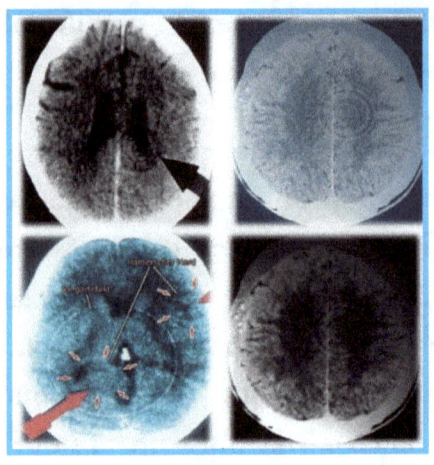

La localización exacta del Foco de Hamer está determinada por la naturaleza del Conflicto Emocional. ¿Por qué conflictos específicos impactan siempre un área definida en el cerebro? En el curso de la evolución del cerebro, cada área cerebral fue programada con un programa biológico especial de respuesta, permitiéndole a un organismo combatir una situación inesperada de emergencia. Para cada tipo de conflicto hay un tipo específico de enfermedad y un área específica del cerebro desde la que los procesos son controlados.

Por tal motivo, dependiendo del tipo emocional que haya tenido, tendrá las consecuencias sub yacentes que le han traído a su patología actual. Patología que desaparecerá al hacer retro alimentación del conflicto y con base en el **Autocontrol, La Auto Sugestión y El Perdón de la Persona o Situación Del Conflicto Emocional y Que le Conllevo a Su Patología.**

Anécdota. El Dr. Hamer: Después de dar una conferencia en Viena, un doctor le trajo una tomografía computarizada del cerebro de un paciente. Él le pidió, de parte de otros 20 colegas de la asistencia, entre los cuales había varios radiólogos, y especialistas, que les dijera qué condiciones tenía ese paciente en su cuerpo y los conflictos correspondientes a aquellas.

Diagnosticó a partir de la TC, un carcinoma de vejiga sangrante en fase curativa; un carcinoma antiguo de próstata, una condición diabética, un carcinoma bronquial antiguo y una parálisis sensorial de cierta área del cuerpo y por cada uno de éstos, el conflicto correspondiente que el paciente debió haber experimentado. En este punto el doctor se quedó parado perplejo frente sus colegas y dijo... "¡Dr. Hamer, felicidades! 5 afirmaciones, 5 aciertos. El paciente tenía exactamente lo que usted dijo. Y más aún, usted diferenció lo que tiene ahora de lo que tuvo antes."

Sobre el ESTRÉS es importantísimo entender que es una situación en el cual interviene el CEREBELO y el cual fue formado específicamente con dos funciones que cumplirá a cabalidad. La 1era es PROCREAR y la 2da es PROTEGER. Por tal motivo en el caso del estrés el cerebelo cumplirá su función de proteger y lo hace sobrecargando su organismo principalmente de ADRENALINA y CORTISOL que son las hormonas que lo mantiene exageradamente ATENTO y en GUARDIA de todo lo que pasa a su alrededor, debido a que NO SE PREPARÓ ADECUADAMENTE y CON TIEMPO PARA CIERTA SITUACIÓN, causando el bendito estrés. Como manejarlo... Es fácil.

Debes comprender 1ero que nada que El ESTRÉS ES TU AMIGO... Sí, así como lo lees... Te explico. Recuerda que una de las funciones del CEREBELO es proteger, por lo tanto si el CEREBRO da la SENSACION de que VIENEN PROBLEMAS, el CEREBELO dará la orden y té llenará de cortisol y adrenalina para prepárate para esa situación y entonces estarás en ESTRES. Pero si das la PERSEPCION de que VIENEN SOLUCIONES y NO PROBLEMAS... El CEREBELO dará la orden para que tu cuerpo segregue principalmente SEROTONINA y ENDORFINA que son las hormonas de la relajación y la alegría... 1ero es importante que sepas que el CEREBELO ACTUA NO PIENSA...Te pondré un ejemplo.

Si algo te va a golpear, por reflejo esquivas sin pensar. Si algo se te va a caer tratas de tomarlo antes de que se estrelle. Si vas por un sitio y percibes que algo anda mal, tomas otro camino por reflejo y así consecuentemente ya que tu subconsciente que se encuentra en esa área, protege por reflejo, sin pensar.

Dicho lo anterior entonces te resumo. Supongamos que te avisan de repente que... "CUIDADO" (Un carro se acercaba a ti para atropellarte por accidente)... En ese instante tu cerebelo dio la orden de segregar más adrenalina y cortisol que te pondrá nervioso estresado y en guardia... YA QUE TU CUERPO A SIDO PREPERADO POR TU AMIGO EL ESTRÉS PARA QUE ENFRENTES UNA SITUACIÓN QUE DEBES RESOLVER... Entonces de manera repentina saltas por reflejo hacia el lado opuesto y te salvas... Te das cuenta que EL ESTRÉS ES TU AMIGO... Ya que si no te hubiera preparado para esa situación... Te hubieran atropellado. Otro ejemplo...

Si alguien viene a cobrarte una deuda... NO TE ESCONDAS, ENFRENTA LA SITUACIÓN para la cual acaba de preparar tu cuerpo, TU AMIGO EL ESTRÉS. En vez de huir... Tomate unos segundos y mándale a pasar, siéntate con él y le dices de tu situación... Pero le haces énfasis de que SI le vas a pagar, pero en tal o cual momento. Él se irá y tu quedaras satisfecho (a) porque TU AMIGO EL ESTRÉS te preparó para resolver una situación la cual resolviste... y así para todo problema en el cual sientas estrés... Tomate unos minutos, piensa, razona y lleva a cabo la solución.

PRACTÍCA LA AUTOSUGESTION. A partir de hoy, cada vez que vayas a salir dirás en voz alta o en tu mente... Pero con mucha fuerza de convencimiento... VOY A PASEAR... Al decir esto, sobre todo muy importante en la mañana al comenzar el día, tu CEREBELO dará una orden de segregación de ENDORFINAS y CEROTONINA principalmente y créeme que tu día será totalmente distinto. Ejemplo...

Si vas saliendo de casa y alguien te dice... DONDE VAS?... y tu respondes... Voy hacer una diligencia al centro comercial y te dicen luego "Cuidado y te cruzas con el que le debes dinero"... Te aseguro que ya estas lleno de ADRENALINA y CEROTONINA y por lo tanto ya vas bajo estrés, que te garantizo que te acompañará todo ese día en fluctuaciones de altos y bajos. Pero... Misma situación, Pensamiento diferente...

Si vas saliendo de casa y alguien te dice... DONDE VAS?... y tu respondes... Voy a Pasear y te replican... Si pero adonde... y tu respondes... hacer una diligencia al centro comercial y te dicen luego "Cuidado y te cruzas con el que le debes dinero... Tú respondes... Tranquila (a) si me cruzo con esa persona ya se lo que le voy a decir... (Porque vas preparado ya con anticipación al conflicto)... TE GARANTIZO QUE TU ÁNIMO TE HARÁ GANAR BATALLAS.

- A partir de hoy deberás respetar tu tiempo de recreación. Es decir trabajar máximo 5 días a la semana y MÁS QUE DESCANSAR, DEBERÁS DISFRUTAR A PLENITUD en lo que más te agrade hacer esos 2 días restantes y mejor aún si logras trabajar hasta los viernes al medio día. Por otra parte deberás planificar con anticipación que hacer y donde ir a disfrutar tus vacaciones y fines de "semanas largas". Has una lista con las cosas que más te gusta hacer: Bailar, tipo de música, sitios, películas, compañero (a),

deportes, etc. Planifica y disfrútalo a plenitud...
PORQUE SIMPLEMENTE TE LO MERECES Y TU
CUERPO LO NECESITA.

+ Has lo posible por dejar el trabajo de carga física
para la mañana y el trabajo intelectual para la
tarde... Porque las noches son para descansar y
también porque no... Disfrutar al menos de una
buena cena y una película. Y no olvides trabajar
si es posible hasta el viernes a mediodía.

+ Para hallar el bienestar debes decirle un rotundo
NO a la MONOTONIA y salir de LA RUTINA.

+ Descubre cosas nuevas. Descubrir cosas nuevas
es emocionante, te ayuda y aporta muchas cosas
buenas a tu vida. No tiene que ser algo radical,
por ejemplo si siempre comes el mismo tipo de
comida, prueba otra distinta; practica un deporte
nuevo, cambia de lugar de vacaciones, de estilo
de música, etc. Habrá cosas que no te gustarán,
y esas las dejas de lado y ya está, pero también
descubrirás otras que sí.

+ Trata de hacer eso que llevas tiempo deseando
hacer. Todos tenemos en mente alguna cosa que
nos encantaría probar, pero por miedo, pereza o
inseguridad no nos atrevemos. Has cursos que te
llamen la atención. Eso cambia tu rutina, te
descubre cosas sobre ti mismo (a), te ayuda a
conocer a más gente y te da energía. Así que
anímate, ¿qué te anima? Teología, baile,

escritura, cocina, paracaidismo, etc... Hazte ese regalo, lo disfrutarás muchísimo.

- Haz pequeños cambios. Pequeños cambios también tiene un gran efecto, hacen que pienses y actúes de forma distinta a la habitual. Algunos ejemplos: cambiar de trayecto al ir a trabajar, desayunar algo distinto, hacer la compra en un supermercado nuevo, ir al cine los martes en lugar de los sábados (o los días que vayas). Lo que se te ocurra para pensar de forma distinta. Verás que al principio te cuesta, pero luego se irá despertando tu creatividad y disfrutarás mucho con esos pequeños cambios.

- Disfruta de la naturaleza: entre tanta prisa nos perdemos de los escenarios fantásticos que nos rodean. siéntate en el pasto, escucha las olas del mar, mira las hojas caer, disfruta de la vista, la montaña, las estrellas, etc.

- Cambiar las costumbres: en la lectura. En el periódico, por ejemplo. ¿Siempre lees una sección antes que otra? Pues hoy, no. A ver qué pasa yendo de atrás hacia adelante... Radio y televisión: ¿Has probado a ver lo que ponen en otras emisoras en lugar de tragarte el tenebroso informativo del mediodía? Dormir en el otro lado de la cama, si no está ocupado. Cambiar unos muebles de sitio. ¿Un bailecito por la casa? Genial. ¿Y si pruebas a bailar algo que nunca antes hayas bailado? Cantar en la ducha, por supuesto. Hacer limpieza en el disco duro del ordenador.

Disfrutar de una siesta a las cinco de la tarde. Unos minutillos sólo, pero... ¡qué placer! Ir a una librería y curiosear por los estantes. Visitar un museo o una exposición cercana. Variar nuestra rutina de ejercicio, quizás añadiendo algo. Mirar las estrellas un rato, en lugar de lo que den por la tele. Ir a misa, rezar o meditar.

+ Delega. Tanto en el trabajo como en casa y con tus amigos. Tú no tienes que resolver todas las dificultades. Di que no si te piden hacer algo que no quieres realizar o que le exige demasiado a tu ya saturado horario, rehúsate sin sentirte culpable.

+ Desconéctate: ¿Adicta al celular, al Facebook y a las redes sociales? Intenta desconectarte de la tecnología varias horas a la semana, y dedícate a contemplar un paisaje, a compartir con DIOS, con tus seres queridos, a vivir.

+ Aprende algo nuevo todos los días: Intenta no pasar un día sin conocer algo nuevo del mundo y de tus intereses personales y profesionales. Así podrás abrir tu mente y cambiar viejos hábitos de pensamiento.

- **Dale un cambio a tu imagen.** En la medida en que te sientas mejor y te gustes más, lo reflejaras; además, siempre el cambio externo nos motiva para provocar cambios internos. Atrévete: ¿Quieres un nuevo corte de pelo? ¿Aprender un nuevo idioma? Saca tiempo de tu agenda y arriésgate a hacer algo que te enseñe algo diferente y te haga feliz. No pierdes nada con intentarlo.

- **Visita viejos amigos:** ¿Recuerdas los viejos amigos de la infancia, aquellos que te hicieron feliz cuando eras una niña? Pues no está de más llamarlos y pasar un rato agradable con ellos, pues recordarás tiempos felices y sentirás alegría y nostalgia en el corazón.

Piensa diferente: Si llevas muchos años con las mismas ideas, con los mismos sueños, con los mismos hábitos, es hora de dar un cambio. Escucha a tu corazón y sigue sus instrucciones. Recuerda "Busca a DIOS y lo Demás Vendrá por Añadidura"... Disfruta la vida que DIOS te dio sin necesidad de contaminarte con cosas malas.

- Tanto en el área social, familiar y de pareja es importantísimo que comprendas que debes buscar armonía por tu salud y bienestar... y es fácil.

Analiza con mucho detenimiento quienes son los personajes que en tu entorno te: 1- Causan Bienestar. 2- Son Término Medio. 3- Los que Percibes te Hacen Daño.

➢ Los que te Causan Bienestar. Cuídalos y riégalos como a la buena planta... Trata de compartir con ellos lo más posible, y muy importante... Prepárate psicológicamente para un futuro de como con, sabiduría debido a un quizá, mal comportamiento... Perdonar (porque deberás hacerlo con o sin razón, para evitar CONFLICTOS EMOCIONALES) y determinar si lo pasas al tipo 2 o al 3.

➢ Con las personas del TIPO 2, trata con ellos solo lo concerniente a tus intereses, pero muy importante, también respetando los suyos. Esto quiere decir, que debes trazar una línea de trabajo, respeto, compañerismo, amistad, consanguinidad y familiaridad, en donde el fruto de las conversaciones sean de índole y rasgos de inversión. En otras palabras, con las personas del grupo neutro o TIPO 2, son las personas ideales para hacer negocios y compartir ideas en el desarrollo de proyectos.

➢ Con las personas del tipo 3 deberás evitar en lo más posible compenetrarte con ellos ya que la incompatibilidad que existe les llevara siempre a la final a la discusión, desasosiego, indiferencia o malestar, sea por la causa que sea. Si es un familiar o si es indispensable compartir social o laboralmente con esa persona, entonces deberás sentarte con ella o él a hablar y explicarle la razón porqué a partir de ese momento decides por el bien de ambos que:

+ No extender tanto cualquier conversación ya que por incompatibilidad de caracteres u otras razones, siempre terminan mal.
+ Saludarse y ayudarse mutuamente, pero sin entrar en detalles.
+ Respetar cada uno sus espacios sin escusas de ninguna de ambas partes.
+ Debes hacer esta autosugestión... Porque **DIOS** ES MI FUERZA... Lucharé Por Cumplir Lo Anterior Sin Herir de Ninguna Manera a Esta Persona... Porque **DIOS** ME ESTÁ MIRANDO.

El poder de la oración se basa en la Fe, La Esperanza, En las Buenas Acciones y sobre todo en El Amor. Las tres A versus las tres las P son:

➢ Ausencia – Presencia. Supongamos que tienes un problema y a esa persona delante de ti discutiendo. En vez de irte (Ausencia) y no enfrentar la situación, debes quedarte (Presencia) y resolverlo.

➢ **Angustia – Paz.** Si no lo enfrentas y lo resuelves, estarás angustiado (Angustia), pero si te quedaste y lo resolviste... Entonces tendrás paz.

➢ **Agresión – Perdón. Por** no quedarte presente y resolver el problema, ahora no solamente vives angustiado sino que ahora estás enojado (a) y en provocación de agredir (Agresión). En cambio sí te quedaste presente y solventaste el problema no solo ya no estarás angustiado y con ganas de agredir verbal, física o mentalmente, sino que tendrás más elementos para saber perdonar (Perdón).

Por tal motivo, cuando tengas cualquier tipo de problema y recordando que el estrés es tu amigo... Pues quédate presente, no huyas, resuelve y perdona. Eso te hará feliz por la sencilla razón de que no tendrás que arrastrar una innecesaria preocupación.

EN LO AMBIENTAL.

✛ Con respecto a la ALTURA debes estudiar a detalle donde te sientes más a gusto en: a) Si en lugares altos por encima de los 1.000 metros a nivel del mar. B) Si bien te sientes más a gusto en sitios de altura media... Unos 500 metros a nivel del mar. C) O si te sientes de maravilla viviendo a la altura del mar. Una vez que determines donde te sientes mejor tanto física, psicológica y ambientalmente... Entonces zassssss busca mudarte para esa área.

+ Con respecto a la TEMPERATURA, es muy importante que realmente ubiques donde tu cuerpo físico se siente más cómodo. a) En sitios de altas temperaturas. B) Zonas de temperatura media. C) lugares de ambiente frio. Una vez que determines donde tu cuerpo esta y se desarrolla en mejores condiciones... Debes buscar la manera de irte a convivir a esa zona y créeme que tu METABOLISMO será más ÓPTIMO en esa zona.

+ Si vives en un país donde el CLIMA, independientemente si hay 2 o 4 ESTACIONES... Vigila en cuál de ellas tu cuerpo sufre y se siente incómodo. Luego de determinar esto, entonces prepárate para la siguiente estación en relación al abrigo o no que debas usar para cuando se acerque la temporada y si es posible toma esos meses para disfrutar o vivir en otros lugares de mejor arraigo para tu cuerpo. Como por ejemplo, viajar o visitar en otros lugares donde el clima sea de mejor desarrollo metabólico para tu cuerpo y bienestar.

+ Debes determinar con mucha atención si te sientes más cómodo en un sitio HUMEDO o SECO y una vez comprendido esto, entonces toma las prevenciones necesarias para que tu cuerpo desarrolle mejor su capacidad, sobre todo, respiratoria e hidratante.

- Es sabido científicamente que los sitios con muchas DESCARGAS RADIOELÉCTRICAS como: Celulares, áreas de mucho alumbrado, exceso de televisión, pantallas de computadoras, laptops, sistemas de cableados eléctricas de alto voltaje muy cercano a la residencia, entre otros. Causan un daño muy importante al organismo, es por ello que debes alejarte de estas zonas y en el caso de los COMPONENTES DE TELECOMUNICACIONES... Usar las prevenciones necesarias y el tiempo de uso, para evitar daños inclusive permanentes en el organismo.

- Elige que sensación de percepción te agrada más o te da igual, si una zona de mucho ruido, una de mucha tranquilidad o una de término medio. Y acércate y convive más en la zona de mayor agrado, y mantente alejado de la que sientas malestar. Ya que hay personas que les encanta el ruido porque se sienten lejos de LA SOLEDAD, mientras que hay otras que les encanta la tranquilidad sin importarle la sensación de soledad.

- Simplemente Aléjate de dos OLORES que Percibas te Hacen Daño y Frecuenta todos esos sitios donde los olores no solamente te son agradables, sino que también te llenan de bellos recuerdos.

+ Si te sientes incomodo por el PAISAJE ya sea rutinario o de paisaje natural, en tu cuarto, lugar de trabajo, vista panorámica desde tu ventana, puerta, etc. Simplemente cambia todo de lugar en lo referente a la parte interna y con referente a la parte externa, podrías por ejemplo, usar cortinas, cambiar de habitación con alguien, sembrar árboles o rosales en la parte que deseas se vea diferente o simplemente vende y múdate a una zona que realmente te provoque estar.

+ Si sientes o percibes que la CLARIDAD te es de mejor agrado que la OSCURIDAD o viceversa o así como también prefieres los TONOS MEDIOS. Entonces hay varios efectos que podrás usar para sentirte a gusto: a) Lentes de sol. B) Mejor alumbrado. C) Colocar graduadores de luz para los bombillos o lámparas. D) Graduar cortinas a gusto. E) Usar protectores de pantallas... Entre otros.

Cada uno de estos parámetros indicados arriba tanto en la FÍSICO como en lo PSÍQUICO y AMBIENTAL es de vital importancia que lo apliques para que de manera casi inmediata tu cuerpo comience a responder beneficiosamente para vivir espléndidamente mejor.

Un Nuevo Estilo de Vida.

Si hace a cabalidad todo lo que se le indicó anteriormente, tenga la plena seguridad que le espera una vida mejor, llena de prosperidad ya que al mejorar su calidad de vida por consiguiente los factores que hicieron causar en usted sus síntomas patológicos ya no estarán presentes y por consecuencia no volverán a aparecer. Es importante y vital mantener de por vida este nuevo estilo de vida indicado con detalles anteriormente para que su cuerpo físico, mental y espiritual se mantenga en armonía con el medio ambiente que le rodea y así vivir 100 años aparentado mucho menos... En Él Nombre de DIOS... Porque si se puede...

POR QUÉ ENVEJECEMOS y COMO REJUVENECER.

No podrás creerlo, pero reciente y científicamente se descubrió como puedes rejuvenecer... Y la clave está en los telómeros.

Envejecemos porque nuestras células se dividen para renovar las viejas por nuevas, pero al hacerlo los TELOMEROS se acortan.

Los telómeros, son pequeñas unidades de ADN en el extremo de cada cromosoma, que está a su vez dentro de cada célula, a medida que la célula se divide los telómeros se van haciendo más pequeños, es algo así como cuando se saca fotocopia de una copia, a medida que vas sacando una copia de otra copia se perdiendo la calidad en el caso de la fotocopia, pero en el caso de los telómeros, estos se van haciendo cada vez más pequeños. Por lo tanto, a medida que usted envejece, sus telómeros se hacen más cortos y más cortos.

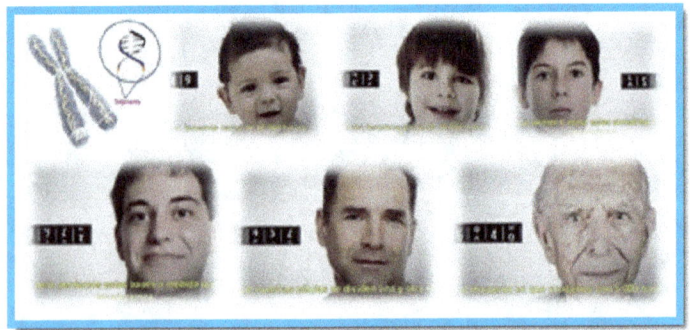

Al nacer tenemos cerca de 10.0000 bases de largo en los telómeros y a medida que pasan los años estas bases se reducen produciendo el envejecimiento.

9.000 en la niñez, 8.000 en la pubertad, 7.000 en la juventud, 6.000 ya de adultos y 5.000 de ancianos.

Sin embargo, un creciente grupo de investigadores científicos, demuestran que ciertos nutrientes juegan un papel muy importante en la protección de la célula, e incluso aumentan la longitud de los telómeros, lo cual aumentaría la longevidad de manera exponencial.

- Hay 12 nutrientes esenciales conocidos y que afectan positivamente la longitud de los telómeros y promueven la longevidad.

- Dos factores adicionales de estilo de vida, el ejercicio y el ayuno un día a la semana de frutas y vegetales, ya que ellos también ayudan a proteger contra el acortamiento de los telómeros.

Los científicos han estado interesados durante mucho tiempo en la dinámica del alargamiento de los telómeros en el cuerpo, y en la manera en que los telómeros figuran en la salud humana y la esperanza de vida. Los telómeros fueron descubiertos en 1973 por Alexey Olovnikov.

Él descubrió que las unidades pequeñas de ADN en el extremo de cada cromosoma (telómeros) se acortan con el tiempo debido a que no se pueden replicar por completo cada vez que la célula se divide para remplazar las células viejas por nuevas y esto pudiera ser el reloj biológico más poderoso por identificar.

Por lo tanto, a medida que usted envejece, sus telómeros se hacen más cortos. Finalmente, la replicación del ADN y la división celular cesa por completo, en ese momento se muere de anciano. Sin embargo, un creciente grupo de investigación está demostrando que ciertos nutrientes juegan un papel muy importante en la protección de la longitud del telómero, aumentando en gran medida su tiempo de vida.

UNA RAZÓN POR LA QUE LA NUTRICIÓN AFECTA LA LONGEVIDAD.

Por ejemplo, en un reciente estudio, los científicos encontraron que el folato de la vitamina B juega un papel importante en el mantenimiento de la integridad y metilación del ADN, lo que a su vez influencia el alargamiento de los telómeros.

Los investigadores también descubrieron que las personas que tomaron suplementos de vitamina B12 tienen telómeros más largos que las mujeres que no lo tomaron. La vitamina D3, zinc, hierro, ácidos grasos de omega-3 y vitaminas C y E también influyen en la longitud del telómero. Esto apoya las conclusiones de un estudio anterior realizado en el 2009, que proporcionó la primera evidencia epidemiológica de que el uso de los multivitamínicos está asociado con el alargamiento de los telómeros.

El mecanismo por el cual los nutrientes aumentan la longitud del telómero es al influir la actividad de la telomerasa, una enzima que añade repeticiones teloméricas a los extremos de su ADN. Miles de estudios han sido publicados sobre la telomerasa, y son bien conocidos por mantener la estabilidad genómica, evitar la activación inapropiada de las vías dañadas del DNA, y regula el envejecimiento celular.

En 1984, Elizabeth Blackburn, PhD, profesor de bioquímica y biofísica en la UCSF, descubrió que la enzima telomerasa tiene en realidad la capacidad de alargar los telómeros al sintetizar el ADN proveniente de un imprimador de ARN.

Ella, junto con Carol Greider y Jack Szostak fueron galardonadas conjuntamente con el Premio Nobel de Fisiología o Medicina en el 2009 "por descubrir la manera en que los cromosomas están protegidos por los telómeros y la enzima telomerasa".

LA CIENCIA ESTÁ REJUVENECIENDO.

La ciencia de los telómeros ofrece la más interesante y viable posibilidad de alargar la extensión de vida, el tipo de estrategia anti envejecimiento que en realidad le permite regenerarse y en efecto, "rejuvenecer". Naturalmente ya existe evidencia sólida que muestra que las estrategias simples de un estilo de vida e intervención nutricional (alcalinidad vida – acidez muerte) puedan en realizar esto.

Esta es una gran noticia, ya que los telómeros cortos son un factor de riesgo, no sólo para la propia muerte, sino también para muchas, por no decir todas las enfermedades.

Por ejemplo, el acortamiento del telómero se ha relacionado con las enfermedades. Sin embargo, los estudios también han demostrado que este tipo de problemas de salud pueden revertirse mediante la restauración del funcionamiento de la telomerasa.

INFECCION SISTEMICA POR CÁNDIDA ALBICANS (hongo).

Cuando la Cándida Albicans aumenta drásticamente su crecimiento puede estar devastando su salud. Es considerada una de las enfermedades todavía no reconocidas que más prevalece. En un cuerpo saludable la Cándida Albicans está bajo control por las bacterias amistosas. Los antibióticos terapéuticos y los que se encuentran en las carnes, perturban el equilibrio en nuestro cuerpo. Estos antibióticos reducen y debilitan a las bacterias amistosas y permiten a la Cándida florecer. Las píldoras anticonceptivas, la cortisona también perturban este equilibrio.

La Cándida se alimenta de azúcar, hidratos de carbono, comidas fermentadas como la cerveza, el vinagre y los embutidos. El hongo Cándida suelta cerca de 78 toxinas en el torrente sanguíneo que tiene un efecto devastador en el sistema nervioso y el sistema inmune. La Cándida afecta al bienestar físico, mental y emocional. Esto crea una variedad de síntomas como:

Deseo de Comida (dulces, bebidas alcohólicas, chocolate, etc.). Alergias Excesivas (sobre todo en ambientes húmedos). Problemas Vaginales. Depresión. Alergias a Ciertos Alimentos. Cansancio. Fatiga. Migrañas. Irritabilidad. Falta de Memoria. Obesidad o

Pérdida de Peso Excesiva. Gases e Hinchazón Abdominal. Diarrea o Estreñimiento. Dolores o Síndrome Premenstrual. Dolores de oídos. Dolores Musculares. Dolor al Tener Sexo. Entumecimiento y dolor de articulaciones. Mente nublada. Acné. Flujo Vaginal. Frio en las Extremidades. Cistitis. Sinusitis. Resequedad en la Piel. Picazón en la Piel de Noche o Después del Baño. Lagrimeo al percibir luz Solar. Sabor a Metal en la Boca. Manchas blancas en el interior de la boca, la lengua, el paladar y alrededor de los labios. También puede causar grietas, áreas enrojecidas y húmedas en las comisuras de la boca. Las aftas pueden o no, ser dolorosas y muchos otros.

Hoy la Cándida puede ser una de las primeras causas de enfermad en el mundo, porque crea una escalera de caracol de salud descendente. Y donde se demuestra científicamente que los más infectados son los Diabéticos y los que tienen Sobre Peso.

Según el Dr. Tullio Simoncini Oncólogo científico Italiano, él asegura que la causa del cáncer tiene que ver con la infección del hongo Cándida Albicans.

9 ALIMENTOS PARA TENER RELACIONES MÁS INTENSAS.

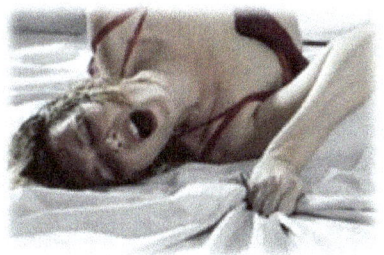 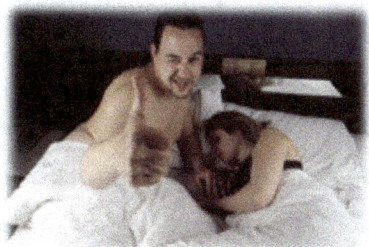

> Hay alimentos que potencian el orgasmo naturalmente, y no engordan... Demasiado bueno para ser cierto, ¿no?... Claro que aquí no hay magia, porque en la vida sexual de una pareja influyen muchos otros factores. Sin embargo, consumir estos alimentos ayuda... y mucho.

Hay alimentos cuyas propiedades estimulan la producción y liberación de hormonas necesarias en el deseo sexual y en la sensación de placer y relajación, que nos brindan más energía y que promueven la circulación sanguínea hacia los genitales, de manera que en consecuencia nos preparan para alcanzar el clímax más fácilmente.

Apio. ¿Sabías que el apio es uno de los alimentos más afrodisíacos? Este vegetal es rico en androsterona y adrostenal, dos feromonas capaces de aumentar la atracción sexual. A la vez, posee la hormona testosterona, cuya presencia en la mujer ayuda a excitarse y tener un orgasmo más intenso.

Ajo. A pesar de que no es de los mejores alimentos para una previa romántica por el desagradable aliento que nos deja, y que seguro nos inhibe de besar a nuestra pareja con pasión, acostumbra a comer ajo, pues es un alimento que incrementa el flujo sanguíneo por todo el cuerpo.

Alimentos con zinc. Incluye alimentos ricos en zinc, como mariscos (permitidos), cereales integrales, frutos secos, calabazas, semillas, en tu alimentación. Ellos reducen la cantidad de hormona prolactina en el organismo, la cual cuando está presente en dosis elevadas disminuyen el deseo sexual.

Arándanos. Los arándanos son un alimento súper saludable, y de los más ricos en antioxidantes, que ayudan a prevenir enfermedades y combatir el envejecimiento. Potencian el atractivo sexual y, además, contienen dopamina, un neurotransmisor que estimula los centros del placer en el cerebro.

Huevos. Los huevos son uno de los alimentos que más contienen proteínas, necesarias para tener energía -iy vaya si necesitaremos energía a la hora del sexo! y también poseen vitamina B5 y B6, importantes para el equilibrio de nuestras hormonas.

Chocolate amargo. Delicioso, adictivo, y además mejora la vida sexual. El chocolate sí que es de los mejores inventos, aunque el realmente bueno es el chocolate amargo. Este contiene feniletilamina, una endorfina que produce y potencia una sensación de placer.

Aceite de oliva. El aceite de oliva contiene grasas saludables y necesarias para el organismo. ¿Y sabías que ayuda a llegar al orgasmo?, Ocurre porque estimula la producción de testosterona en la mujer, hormona necesaria para la excitación y alcanzar al clímax fácilmente.

Frutas cítricas. Las frutas cítricas PERMITIDAS para su GRUPO "A", y en general todos los alimentos que contengan vitamina C, deben formar parte de tu alimentación. Se ha comprobado que esta vitamina contribuye a la salud de nuestros órganos sexuales y por tanto, promueven una sexualidad más saludable.

Frutos secos. Con lo que vas a leer a continuación, vas a comer más nueces (permitidas), avellanas, almendras, cacahuetes y piñones con más frecuencia. Estos alimentos poseen el aminoácido L-arginina, que dilata los vasos sanguíneos, mejoran la circulación de sangre hacia los genitales. De esa forma, la sensibilidad es mayor, la temperatura más alta, la excitación se logra más rápida y fácil, y en consecuencia se llega a un orgasmo más intenso y placentero. Por otro lado, son ricos en ácidos grasos saludables, que favorecen la liberación de endorfinas y por ende, permiten la relajación y la sensación de placer.

REGLAS PARA UNA DIGESTION MAS SANA.

1. **REGLA-** EVITE MEZCLAR CARBOHIDRATOS CON PROTEINAS (a excepción del arroz con pescado. De manera eventual y si ya está sano, y en su talla).

2. **REGLA-** NUNCA COMER FRUTAS CON LAS COMIDAS.

3. **REGLA-** LOS CARBOHIDRATOS SE COMEN CON VEGETALES, GRANOS O VERDURAS.

4. **REGLA-** LAS FRUTAS SE COMEN 2 HORAS COMO MINIMO DESPUES DE COMER.

5. **REGLA-** LAS PROTEINAS SE COMEN CON VEGETALES GRANOS O VERDURAS.

6. **REGLA-** AGUA DE OZONO, ACEITE DE OLIVA. **TODA LA QUE QUIERA.**

7. **REGLA-** CONDIMENTOS Y ESPECIAS... SIEMPRE ADEREZANDO LOS ALIMENTOS.

8. **REGLA-** TE O INFUSIONES... AL MENOS 2 VECES AL DIA.

EJERCICIOS SEGÚN TU GRUPO SANGUINEO.

La Conexión Estrés/Ejercicio:

El bienestar está determinado no sólo por los alimentos sino por la forma en que el organismo utiliza esos nutrientes para bien o para mal. Lo que afecta a nuestro sistema inmunológico no es el estrés sino nuestra reacción al estrés. Hoy en día las presiones sociales imponen un estrés crónico prolongado y los efectos son peores.

Ciertos tipos de estrés, como la actividad física o creativa producen estados emocionales placenteros que el organismo percibe como experiencia física o mental disfrutable. Cada tipo de sangre necesita diferentes formas de actividad física o ejercicio para controlar sus respuestas al estrés.

Recientes investigaciones de la Universidad de Harvard sugieren que hay ejercicios específicos para cada tipo de sangre, y que de acuerdo a la genética celular de cada persona, serán los resultados que se obtienen al practicar en algún deporte.

Esto se debe a que la sangre es la principal fuente de nutrición y mecanismos físicos del cuerpo humano. Conoce cuál es el ejercicio más efectivo para ti, de acuerdo a tu tipo de sangre más adelante. Así que ya sabes, investiga tu tipo de sangre y a ejercitarte, para una vida sana y plena.

Ejercicios físicos recomendados para el grupo sanguíneo "A DIABETICO".

Es importante que realicen actividades no energéticas. Deben de practicarlas de 3 a 4 veces por semana, durante unos 40 minutos. Se recomienda cualquier tipo de ejercicio centrado en la relajación, estiramientos, bicicleta, natación, senderismo de montaña ligera, excursiones a paso normal). La meditación les sienta muy bien. Tienes la capacidad de adaptarte fácilmente a las condiciones ambientales, pero tu sistema inmunológico es vulnerable, sobre todo a las enfermedades estomacales.

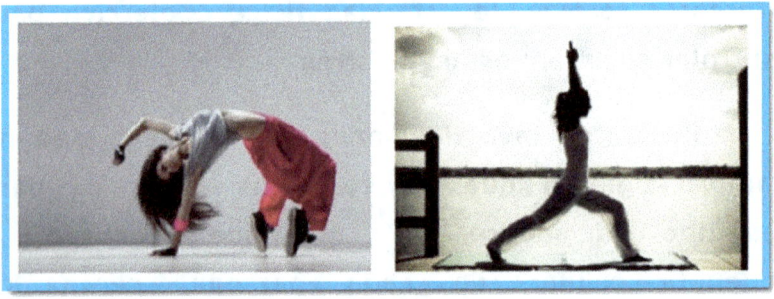

TRANSFORMACIÓN DE ESTRÉS CON EL GRUPO SANGUÍNEO A Diabético.

El grupo sanguíneo A reacciona al estrés con una actividad mental nerviosa. Por eso la gente del grupo sanguíneo A necesita té, infusiones, mates y tranquilizantes a base de manzanilla y valeriana. El grupo sanguíneo A tiene la capacidad a voltear los efectos negativos del estrés. La primera fase de estrés ("fase de miedo") es contrarrestado por "agentes mentales" y no hay reacción corporal.

Es por eso que el estrés en el cuerpo de este grupo A se acumula en forma de miedo, irritabilidad e hiperactividad formándose un estrés constante y peligroso para el organismo de este grupo.

A la larga el sistema nervioso va a ser dañado y el sistema inmunológico paralizará más y más su función en el contexto de proteger el organismo dejándolo propenso a enfermedades, entre otras cosas, afecciones cardíacas y cáncer.

El estrés del grupo sanguíneo A va a desaparecer con yoga, taichí o meditación, el "arte del silencio". El grupo sanguíneo A necesita de estas "actividades corporales para llegar a una tranquilidad y capacidad de concentración" para quedar libre del estrés constante. Deportes de competiciones fuertes y exigentes solo aumentarán el estrés en las personas del grupo A.

LOS 12 MEJORES NUTRIENTES ESENCIALES PARA LA EXTENSIÓN DE LA VIDA.

El estudio presentado descubrió que los siguientes nutrientes tienen un impacto esencial y benéfico sobre la longitud de los telómeros:

A continuación, revisaremos algunos de ellos, además de varias recomendaciones adicionales que considero están entre los nutrientes más importantes para mantener y promover el alargamiento de los telómeros. Nutrientes, como la astaxantina y la curcumina, tienen un sólido apoyo científico que sería una tontería ignorarlos, ya que sus beneficios son profundos y vitales.

Dicho esto, aquí están mis recomendaciones para los 12 mejores nutrientes anti-envejecimiento, seguidas por dos estrategias adicionales. Esto no implica que según su caso el especialista le indique que otros tipos de suplementos debe consumir para aligerar su rejuvenecimiento y fortaleza. Y así ayudarle a aumentar radicalmente su vida al proteger los telómeros.

A continuación, enumeré los 12 nutrientes en el orden que, según mi seguimiento y estudio en cientos de paciente tienen mayor importancia. Yo personalmente, la vitamina D la obtengo a través de la exposición al sol, no a través de un suplemento oral.

1. Vitamina D.

En un estudio realizado en más de 2,000 personas, aquellas con mayores niveles de vitamina D tuvieron un menor número de cambios en su ADN relacionados con el envejecimiento, así como pocas respuestas inflamatorias. Las personas con niveles más altos de vitamina D son más propensas a tener telómeros más alargados. Esto significa que las personas con mayores niveles de vitamina D en realidad pueden envejecer más lentamente que las

personas con menores niveles de vitamina D.

La manera más favorable para optimizar sus niveles de vitamina D sería a través de la exposición al sol segura (con protección). Debo enfatizar lo superior que es la vitamina D del sol a diferencia de la vitamina D oral. Esto es el equivalente de 2700 en relación a 1, tomar el sol directamente, que tomar la vitamina D en forma de tabletas o capsulas comercial.

2. Astaxantina (derivada de las micro algas Pluvialis Haematoccous).

En un estudio realizado en el 2009, el alargamiento de los telómeros también fue asociado con el uso de fórmulas antioxidantes. Los telómeros son particularmente vulnerables al estrés oxidativo. Además, la inflamación induce el estrés oxidativo y disminuye la actividad de la telomerasa (una vez más, la telomerasa es la enzima responsable de mantener sus telómeros largos).

Considerado el antioxidante del siglo XXI, la astaxantina también es un poderoso antiinflamatorio, resulta muy beneficioso en la mayoría de las patologías. Otros de sus beneficios es que protege la piel contra la luz solar y contra el envejecimiento mejorando la elasticidad, reduciendo las arrugas, y dando mayor flexibilidad a la piel. La astaxantina es sin duda alguna el carotinoide antioxidante más potente cuando se trata de captación de radicales libres. Es 65 veces más potente que la vitamina C, 54 veces más potente que el beta-caroteno y 550 veces más potente que la vitamina E.

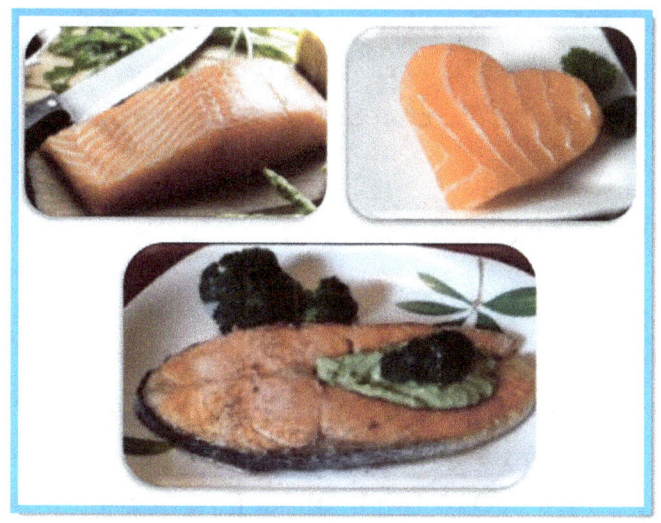

La astaxantina cruza tanto la barrera hematoencefálica como barrera hematoretiniana (algo que el beta-caroteno y el licopeno no hacen), que proporciona protección antioxidante y antiinflamatoria para los ojos, cerebro y sistema nervioso central. Numerosos deportistas suplementan regularmente con astaxantina dado que incrementa tanto el rendimiento como la recuperación tras el ejercicio físico.

La astaxantina es el carotenoide que le da color rojo al salmón, langostinos, camarones, algunos cangrejos. Es producido por diversos tipos de micro algas que son la base de la alimentación del zooplancton y el krill, a su vez el alimento preferido de aquellos que almacenan el pigmento en la piel y en el tejido graso, siendo ésta la razón de su color rojizo.

Hay que hacer una especial mención al salmón ya que en sus músculos se concentra la mayor proporción de astaxantina. La prueba está en que el salmón tiene que nadar 7 días contra la corriente de un río, para poner sus huevos, lo cual deja claro su potencial.

3. Ubiquinol (CoQ10).

El envejecimiento prematuro es un principal efecto secundario que indica que usted tiene pequeñas cantidades de CoQ10 ya que esta vitamina esencial recicla otros antioxidantes, como la vitamina C y E. La deficiencia de CoQ10 también acelera el daño al ADN, y debido a que la coenzima Q10 es benéfica para la salud del corazón y la función muscular, el agotamiento de ella conduce a la fatiga, debilidad muscular, dolor y, finalmente, la insuficiencia cardíaca.

En una entrevista con el Dr. Stephen Sinatra, él relató un experimento realizado a mediados de los años 90 en ratas de edad avanzada. El promedio de vida de una rata es de dos años. Las ratas que recibieron CoQ10 al final de su vida, tuvieron más energía, mejor piel, y mejor apetito, en comparación con las ratas que no recibieron CoQ10. El suplemento, básicamente, tenía un potente efecto anti-envejecimiento, en el sentido de que mantuvo la juventud hasta el final de su vida.

Si usted tiene menos de 25 años de edad su cuerpo es capaz de convertir la forma CoQ10 oxidada a la forma reducida. Sin embargo, si es mayor de 25, su cuerpo difícilmente convierte la CoQ10.

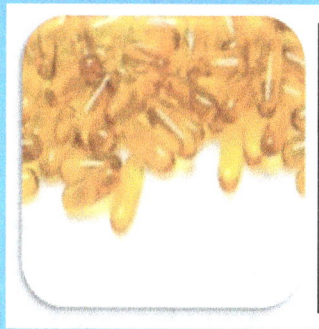

El Dr. Sinatra investigó y descubrió un aumento de energía y vigor en los ratones que recibieron CoQ10 tanto jóvenes como adultos. Los ratones más viejos viajaron a través de laberintos más rápido, tenían mejor memoria, y tuvieron más actividad locomotora comparado con los que no recibieron el CoQ10.

4. Alimentos Fermentados/ Probióticos.

Parte del problema es que estos alimentos procesados, azucarados y cargados con químicos, destruyen la micro flora intestinal. Su flora intestinal tiene un poder increíble sobre el sistema inmunológico, el cual, por supuesto, es el sistema de defensa natural del cuerpo. Los antibióticos, el estrés, los endulzantes artificiales, el agua tratada con cloro reducen la cantidad de probióticos (bacterias beneficiosas) en su intestino, que lo predispondrán a las enfermedades y al envejecimiento prematuro.

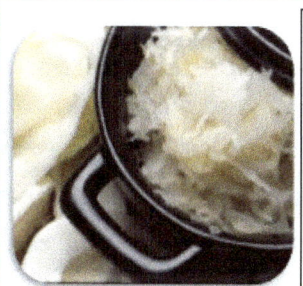

Consiste en incluir 1 vez por semana estos alimentos. Puede utilizar un suplemento probiótico, pero obtener probióticos de fuentes alimenticias es mejor ya que puede consumir más bacterias benéficas, en algunos casos hasta 100 veces más. Los vegetales fermentados y el yogur son una excelente alternativa, ya que son deliciosos y fáciles de hacer.

5. Aceite de Krill.

El Dr. Richard Harris, un experto en grasas de omega-3, prueba contundentemente que las personas que tienen un índice de ácidos grasos omega-3 de menos del cuatro por ciento, envejecen más rápido que las personas con índices superiores a ocho por ciento.

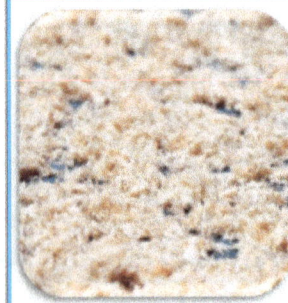

De acuerdo con el Dr. Harris, las grasas de omega-3 juegan un papel en la activación de la telomerasa, la cual ha demostrado ser capaz de revertir el acortamiento de los telómeros. Esto es una buena estrategia para retrasar el envejecimiento.

El mejor ácido graso de omega-3 proviene del aceite de kril, ya que tiene una serie de ventajas que no se encuentran en otros suplementos de ácidos grasos de omega-3 como el aceite de pescado. El aceite de krill también contiene astaxantina de origen natural, que hace que sea 200 veces más resistente al daño oxidativo en comparación con el aceite de pescado.

Además, de acuerdo con la investigación del Dr. Harris, el aceite de krill es también más potente gramo a gramo, ya que su tasa de absorción es mucho mayor que el aceite de pescado. Usted obtiene entre 25 a 50 por ciento más omega-3 por miligramo cuando toma aceite de krill en comparación con el aceite de pescado, por lo tanto el de Krill rinde más que el de pescado.

6. Vitamina K2.

En el 2004, el Estudio de Rotterdam, fue el primer estudio en demostrar el efecto benéfico de la vitamina K2. Mostró que las personas que consumen 45 mcg de vitamina K2 diariamente, viven siete años más que las personas que solo ingieren 12 mcg al día.

En un estudio posterior llamado Prospect Stud, 16.000 personas fueron observadas durante 10 años. Los investigadores descubrieron que cada 10 mcg de vitamina K2 adicional en su alimentación, tuvo como resultado una disminución de eventos cardiacos del 9 por ciento.

La mejor manera de obtener los requerimientos diarios de vitamina K es consumiendo fuentes alimenticias. La vitamina K se encuentra en los siguientes alimentos:

- Hortalizas de hoja verde, como la col, la espinaca, las hojas de nabos, la col rizada, la acelga, las hojas de mostaza, el perejil, la lechuga romana y la lechuga de hoja verde.

- Verduras como las coles de Bruselas, el brócoli, la coliflor.

- El pescado, los huevos y cereales.

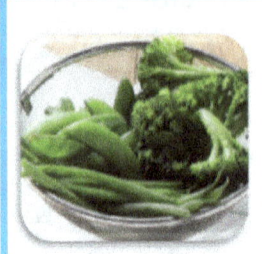
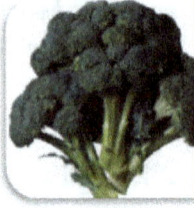

La vitamina K2 está presente en los alimentos fermentados y es elaborada por las bacterias que están en el tracto gastrointestinal.

7. Magnesio.

De acuerdo con la investigación presentada, el magnesio también desempeña un papel importante en la replicación del ADN, la reparación y la síntesis de ARN, y ha demostrado tener correlación positiva con el aumento de la longitud de los telómeros. Otras investigaciones han demostrado que la deficiencia a largo plazo conduce al acortamiento de los telómeros en ratas y en cultivos celulares.

La falta de iones de magnesio tiene un efecto negativo en la integridad del genoma. Cantidades insuficientes de magnesio también reducen en su cuerpo la capacidad de reparar el ADN dañado, y puede inducir alteraciones cromosómicas.

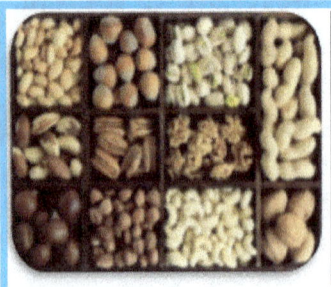

Los estudios de que "el magnesio influye en la longitud del telómero es probatorio, ya que afecta la integridad y la reparación del ADN, además de jugar un papel en el estrés oxidativo y la inflamación." Cacao 420 mg - Germen de Trigo 325 mg – Almendras 254 mg - Soja 242 mg – Perejil 200 mg – Arroz Integral 190.

8. Polifenoles.

Los polifenoles son potentes compuestos antioxidantes en los alimentos vegetales, muchos de los cuales son beneficiosos contra el envejecimiento y ayudan a reducir las enfermedades. Aquí están algunos ejemplos de estos potentes compuestos antioxidantes:

1- **Uvas (el resveratrol) máximo 12 por semana** - El resveratrol penetra profundamente en el centro del núcleo de la célula, proporcionando el tiempo indicado para que su ADN repare el daño causado por los radicales libres.

2- **El resveratrol** se encuentra en las uvas. Existen numerosos productos en el mercado que contienen resveratrol, yo recomiendo buscar una fuente de resveratrol hecho de uvas Moscatel, que utilice la piel y semillas de las uvas ENTERAS, ya que es donde se concentran muchos de los beneficios.

3- **Cacao** - Estudios han confirmado las propiedades potentes de los antioxidantes, y beneficios de salud posteriores del polvo de cacao crudo. Se ha descubierto que el chocolate oscuro, orgánico, en estado natural, beneficia el metabolismo de la glucosa (control de la diabetes), presión arterial, y la salud cardiovascular.

4- **Té Verde** - Se ha descubierto que los polifenoles del té verde, ofrecen protección contra varios tipos de cáncer. Los polifenoles en el té verde pueden constituir hasta un 30 por ciento del peso seco de la hoja, por lo que, cuando toma una taza de té verde, está bebiendo una solución bastante potente de saludables polifenoles.

Tenga en cuenta, sin embargo, que muchos tés verdes están oxidados, y este proceso puede eliminar muchos de sus valiosas propiedades. La mejor señal que debe buscar al momento de evaluar la calidad de un té verde es su color: si el té verde es de color marrón en lugar de verde, no lo compre, lo más probable es que este oxidado. Mi té verde favorito es el matcha, ya que contiene la hoja de té entera, y puede contener más de 100 veces de EGCG comparado con el té verde comercial.

9. El Folato (Vitamina B9 o Ácido Fólico).

Según un estudio publicado en la revista Journal of Nutritional Biochemistry, las concentraciones plasmáticas de folato de vitamina B corresponden a la longitud del telómero, tanto en hombres como en mujeres. El folato juega un papel importante en el mantenimiento de la integridad y metilación del ADN, los cuales influyen en la longitud de sus telómeros.

Una de las razones lamentables y evitables por la cual algunos números de folato se reducen, es debido al aumento de la prevalencia de la obesidad, que afecta negativamente la manera en que la mayoría de las personas metabolizan esta importante vitamina.

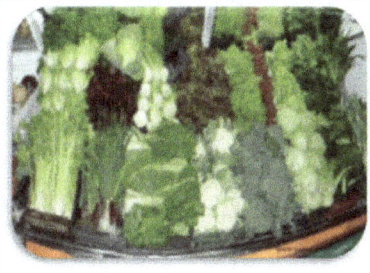

Los vegetales de hojas más verdes son las más ricas en ácido fólico, especialmente la espinaca, el brócoli, espárragos, col silvestre, arveja... Mientras más verde y fresca sea la hoja cómprela y así estará acelerando el proceso de alargamiento de los telómeros. Y por consiguiente, rejuveneciendo.

La forma ideal de aumentar sus niveles de ácido fólico es comer una gran cantidad de vegetales frescos, crudos y orgánicos de hoja verde y frijoles. Téngase en cuenta que el folato natural de los alimentos es el benéfico. No ocurre igual en el suplemento de ácido fólico.

10. Vitamina B12.

La vitamina B12 es apropiadamente conocida como "*la vitamina de la energía*", y su cuerpo la requiere para una serie de funciones vitales. Entre ellos: la producción de energía, formación de la sangre, síntesis del ADN, y la formación de la mielina. (La mielina es un aislamiento que protege las terminaciones nerviosas y les permite comunicarse entre sí) y también contribuye a la formación de telomerasa.

La vitamina B12 se encuentra exclusivamente en los tejidos animales, incluyendo alimentos como salmón, aves y huevos. No se encuentra disponible en las plantas, por lo que si no come carne o productos animales está en riesgo de deficiencia y propensa con seguridad a trastornos sanguíneos.

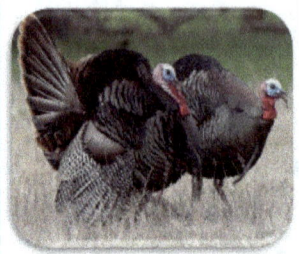

Los pocos alimentos de origen vegetal que son fuentes de vitamina B12 son análogos de la vit B12. Es decir es una sustancia que bloquea la absorción de la verdadera vitamina B12 que el cuerpo necesita, por lo tanto, su cuerpo aumentara más bien la necesidad de nutrirse de B12. Debe respetar la cantidad recomendada según su grupo sanguíneo.

Si usted no está recibiendo suficiente vitamina B12 en su alimentación, le recomiendo que comience inmediatamente con suplementos de este nutriente vital, ya sea con spray sublingual o inyecciones de vitamina B12.

Asegurar que su cuerpo tenga suficiente vitamina B12 puede mejorar enormemente la calidad de su vida y prevenir enfermedades debilitantes e incluso potencialmente mortales causadas por la deficiencia de este nutriente tan importante.

11. Cúrcuma (Turmeric).

La curcumina, el ingrediente activo en las especias de la cúrcuma actúa como un potente refuerzo inmunológico y anti-inflamatorio. Pero quizás su mayor valor radica en su potencial anticanceroso, y es la que tiene la mejor evidencia basada en literatura científica respaldada. Una vez que llega a las células cancerígenas, actúa sobre más de 100 rutas diferentes, entre ellas, una vía biológica, clave necesaria para el desarrollo del melanoma y otros cánceres.

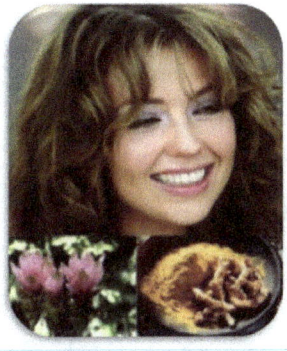

La especia impide que las cepas de melanoma de laboratorio proliferen y hacen que las células cancerígenas se alejen, cerrando así el factor kappa B (NF-kB), una proteína de gran alcance conocida por inducir una respuesta inflamatoria anormal que conduce a la artritis y el cáncer. Para obtener todos los beneficios que la curcumina ofrece, busque la cúrcuma pura molida sin aditivos químicos de ningún tipo, para que el efecto en los telómeros sea el deseado.

12. Vitamina A.

Según un estudio publicado en la revista Journal of Nutritional Biochemistry, el alargamiento de los telómeros está asociado positivamente con la ingesta alimenticia de la vitamina. También desempeña un papel importantísimo en la respuesta inmune, y si usted es deficiente de la vitamina A, se predispone a las infecciones que pueden promover el acortamiento de los telómeros.

Sin embargo, la vitamina A no tiene un efecto dosis-dependiente en la longitud de los telómeros, por lo que no necesita grandes cantidades. Cuanto más intenso es el color de la fruta u hortaliza, mayor es el contenido de betacaroteno. Estas fuentes vegetales de betacaroteno no tienen grasa ni colesterol.

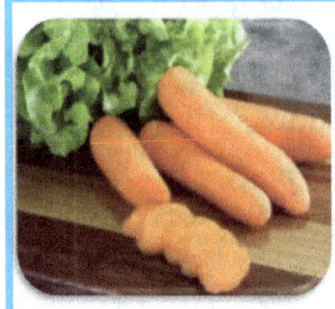

Las frutas de color naranja y amarillo brillante como el melón cantalupo, la toronja y los albaricoques. Las hortalizas como las zanahorias, la calabaza y el calabacín. Otras fuentes de betacaroteno abarcan: el brócoli, la espinaca y la mayoría de las hortalizas de hoja verde.

Dos Estrategias de Estilo de Vida Adicionales Que Aumentan el Alargamiento del Telómero.

Mientras que la alimentación nutritiva representa cerca del 80 por ciento de los beneficios derivados de un estilo de vida saludable, el ejercicio no puede ser ignorado, ya que existe evidencia que sugiere que el ejercicio protege contra el acortamiento de los telómeros. Sin embargo, otra estrategia de estilo de vida que puede tener un impacto positivo es el ayuno intermitente.

1- Ejercicio - Un estudio reciente sobre mujeres post-menopáusicas que sufren de estrés crónico descubrió que "la actividad física vigorosa, protegen a las personas que experimentan estrés afectando su relación con el alargamiento de los telómeros. De hecho, entre las mujeres que no hacían ejercicio, aumentó la unidad en la Escala de Estrés de tener telómeros cortos.

El ejercicio de alta intensidad es el enfoque natural más eficaz de todos, ya que disminuye el proceso del envejecimiento al reducir el acortamiento de los telómeros. De hecho, las investigaciones han demostrado que hay una asociación directa entre la disminución del acortamiento de los telómeros en los últimos años y el ejercicio de alta intensidad.

2- Ayuno Intermitente - Investigaciones han demostrado que puede extender su vida mediante la reducción del consumo de calorías, es decir, *carbohidratos.* La investigación realizada por la profesora Cynthia Kenyon, ha demostrado que al evitar los carbohidratos se activan los genes que gobiernan la juventud y la longevidad.

En este caso, recomiendo tomar un día de la semana y comer puro vegetales y algo de frutas, con el fin de estabilizar la condición alcalino – acida en el cuerpo y así invitar con toda seguridad ese día a que las células aumenten el tamaño de los telómeros y con ello aumentar su calidad de vida, rejuveneciéndose y fortaleciéndose cada vez.

Es importante que las personas que estén enfermas acudan a un especialista en estos nuevos conceptos, para graduarle la dosis correspondiente a cada caso en particular, por el hecho de que todas las personas enfermas, intoxicadas o acidificadas requieren una formula especial en relación a los alimentos que alargan los telómeros en el cuerpo y por ende: curándolos, fortaleciéndoos, colocándolos en su talla natural, vigorizándolos y rejuveneciéndolos.

Es de suma importancia la depuración del hígado bajo el método Sai-Medic... Alimentos Según su Grupo Sanguíneo, Desintoxicación, Alcalinización y Equilibrio Energético (acupuntura), Harán de usted una persona longeva, sana y más joven en menos tiempo del que pueda creer.

Te invito a obtener el Recetario de Cocina Completísimo de Alimentos Según su Grupo Sanguíneo, para ti y algún ser querido que viva contigo...

EL RECETARIO DE COCINA GRUPO "A DIABETICO"...

Es personalizado según su grupo sanguíneo, dónde podrá preparar exquisiteces que le rejuvenecerán y de manera sencilla.... Trae:

- Como Preparar las Mejores Salsas.
- Como Preparar la Mejor Mayonesa.
- Preparación de Huesitos Ahumados en casa.
- Prepare el mejor Chimichurri o Guasacaca que haya comido jamás.
- Sal Marina Tipo Italiana, Para Ensaladas, Carnes, Mariscos, Pescados y Aves.
- Caldos para: Carnes, Mariscos, Pollo, Gallina, Pescados.
- Inigualables Platos de Entrada, Ensaladas, Sopas, Cremas y Platos Principales.
- Yyyy por Supuesto los Mejores Platos Navideños.

CURSOS.

- Cursos Certificados para Profesionales y Aspirantes a Terapeutas.

Centro de Investigaciones Científicas Sai-Medic
Atacando la Causa... Desaparecen los Efectos.
Medicinas Alternativas de la Salud.

Rejuveneceme

Con más de 45 años de experiencia en centenares de miles de pacientes y utilizando los últimos avances de la ciencia, le indicaremos con simples, pero poderosas recomendaciones, como tratar los problemas que aquejan a la humanidad de una manera tan rápida y palpable, que no podrá creer. Descubra porque enfermamos y envejecemos. Como rejuvenecer y sanar rápidamente...

Se Entregará Titularidad del Curso Certificado por el Instituto.

"Que DIOS sea nuestra Fuerza".

CURRICULUM VITAE

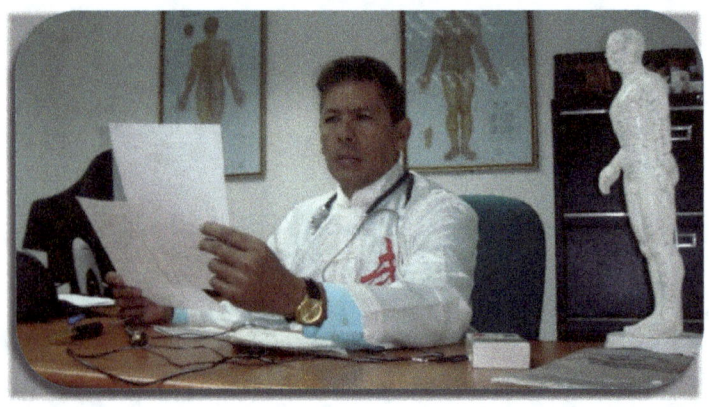

Nombre: M. A. Ramoni

Página: www.fundaciondeterapeutas.com

Estudios profesionales:

➤ **ENAHO (Escuela nacional de Acupuntura y Homeopatía). Años 1983 al año 1989.**

- Estudios en la Escuela de Sociedad Venezolana de Psicotrónica. Año 1989 Caracas Venezuela.

- Estudios del conocimiento Macrobiótico Yin Yang Alimenticio del Dr. Sakurazawa Nyoiti de origen japonés, a través de del Profesor Omar Viera.

- Acupuntura Coreana (Koryo Sooji Chim Acupuntura Mano koryo) del Maestro Dr. Yoo Tae W recibidas con un programa de Tres Niveles en la Escuela Nacional de Acupuntura y Homeopatía a través del Dr. Omar Viera.

- Estudios del Dr. José Luís Padilla Corral, director de la Escuela de M. T. Ch. "Neijing" España.

- Hipnosis por regresión Instituto INME (Instituto Meta-gnómico Experimental).

- Homeosineatría Didáctica. De la escuela Bathem Bathen.

- Iridologia. Federación Internacional de Diagnóstico por el Iris. De la Federación del Dr. Omar Viera.

- Tratamiento Maxilo-Facial anti arruga a través del dermatrón y la electo- acupuntura. 2.009 (continúo).

- Alimentos Según el Grupo Sanguíneo. Dr. investigador James y Peter D'adamo. 2008. (continúo).

> Rejuvenecimiento a través del alargamiento de los telómeros. 2.010 (continúo).

> Alcalinidad y acidez de las células en el desarrollo de las enfermedades. 2.010 (continúo).

> Maestría en Sistemas de Energía.

> Máster en Anestesia por Electro Acupuntura.

> Maestría en Terapias del Dolor.

> Maestría en Iridologia (diagnóstico por el Iris).

> Neuropsicología. La Nueva Medicina del Futuro. Dr. Hamer Alemania.

TRABAJOS:

> Presidente y fundador de Instituto de Investigaciones Científicas de las Medicinas Alternativas de la Salud SAID-MEDIC.

> Director de la clínica Centro Médico Said-Medic La Maracaya del año 1988 al año 1992.

> Director de la clínica Centro Médico Said-Medic Lourdes del año 1993 al año 1995.

> Director de la clínica Centro Médico Said-Medic Calabozo del año 1.996 al año 2.000.

- ➤ Profesor en cursos para Médicos y Para-Médicos en Homeopatía – Acupuntura 1er Nivel – 2do Nivel – 3er Nivel y Sistemas de Energías.

- ➤ Director de la clínica Centro Médico Said-Medic Las Acacias del año 2.010 al año 2.012.

- ➤ Director de la clínica Centro Médico Said-Medic Palmarito del año 2.013 al año 2.024.

- ➤ Director de la clínica Centro Médico Said-Medic Calle Páez del año 2.017 al año 2.020.

- ➤ Profesor, Conferencista, Seminarista Internacional de Bioenergética – Neuro Acupuntura – Alimentos según el Grupo Sanguíneo – Porque Envejecemos y como rejuvenecer - Principales enfermedades, Neuro Psicología, entre otros.

ESCRITOR DE LOS LIBROS DE MEDICINA:

1- Cómo Convertirte en un Verdadero Naturopata.

2- Cómo Rejuvenecer y Sanar Grupo Sanguíneo A.

3- Cómo Rejuvenecer y Sanar Grupo Sanguíneo A Diabético.

4- Cómo Rejuvenecer y Sanar Grupo Sanguíneo AB.

5- Cómo Rejuvenecer y Sanar Grupo Sanguíneo AB Diabético.

6- Cómo Rejuvenecer y Sanar Grupo Sanguíneo B.

7- Cómo Rejuvenecer y Sanar Grupo Sanguíneo B Diabético.

8- Cómo Rejuvenecer y Sanar Grupo Sanguíneo O.

9- Cómo Rejuvenecer y Sanar Grupo Sanguíneo O Diabético.

10- Guía de Regeneración Sana Según el Grupo Sanguíneo "A".

11- Guía de Regeneración Sana Según el Grupo Sanguíneo Diabético "A".

12- Guía de Regeneración Sana Según el Grupo Sanguíneo "AB".

13- Guía de Regeneración Sana Según el Grupo Sanguíneo Diabético "AB".

14- Guía de Regeneración Sana Según el Grupo Sanguíneo "B".

15- Guía de Regeneración Sana Según el Grupo Sanguíneo Diabético "B".

16- Guía de Regeneración Sana Según el Grupo Sanguíneo "O".

17- Guía de Regeneración Sana Según el Grupo Sanguíneo Diabético "O".

18- Recetario de Cocina Grupo Sanguíneo "A".

19- Recetario de Cocina Grupo Sanguíneo Diabético "A".

20- Recetario de Cocina Grupo Sanguíneo "AB".

21- Recetario de Cocina Grupo Sanguíneo Diabético "AB".

22- Recetario de Cocina Grupo Sanguíneo "B".

23- Recetario de Cocina Grupo Sanguíneo Diabético "B".

24- Recetario de Cocina Grupo Sanguíneo "O".

25- Recetario de Cocina Grupo Sanguíneo Diabético "O".

26- El cáncer Se Cura ?... Si. Educar, Alcalinizar y Equilibrar.

27- Síndrome de Sangre Viscosa... La Causa de Todas las Enfermedades.

28- Como Curar la Próstata.

29- Libérese de la Artritis.

30- Adiós al Reumatismo.

31- Obesidad... Pierda Peso de Inmediato y más Nunca Vuelva a Engordar.

32- Alcalinidad Vida – Acidez Muerte.

33- La Diabetes si se Cura.

34- Dígale Adiós a la Hipertensión.

35- Estreñimiento... Oscuro Porvenir.

36- Convierta su Dolor en Bienestar... Piernas, Lumbago, Ciática, Columna y Cervicales entre otros.

37- Regenérese del A. C. V.

38- Como Eliminar los Cálculos Renales y Biliares.

39- Depuración de Hígado, Vías Biliares, Vesícula y colon

40- Cúrese de la Gastritis y el Reflujo Gastro Esofágico.

41- Dígale Adiós al Asma.

42- Porque Envejecemos.

43- Dime tu Conflicto... Y te Diré de que Padeces.

OTROS LIBROS:

1- POESIA CRUZADA. (Poesía, Actualizando).
2- 7 MINUTOS. (Novela de Suspenso, Actualizando).

ASOCIACIONES PROFESIONALES:

+ Miembro de la OMS (organización mundial de la salud número 0023 para Latino América, en medicinas alternativas de la salud, a través de ENAHO).

+ Miembro de la International Acupunture Association.

+ Colegio de Homeópatas y Ciencias de las medicinas Alternativas Naturales.

+ Federación Venezolana de Medicinas Alternativas Naturales N° 0024V así como también Miembro de los Centros Internacionales de Homeopatía y Acupuntura de: CHCMANV N° CHV002-A - INCIHOVE N° 00020 AVA 051-V.

ESPECIALIDADES.

1- Especialista en Diagnostico.

2- El Cáncer si se cura.

3- Neuropatías.

4- Columna.

5- Cervicales.

6- Algias (dolores) de cualquier tipo.

7- Diabetes tipo 2 y 3 Si se cura.

8- Diabetes tipo 1 (mellitus) Mejora exponencialmente la calidad de vida.

9- Artritis.

10- Reumatismo.

11- Obesidad.

12- Enfermedades sin Diagnostico de Causa.

13- Migraña, Cefalea.

14-   Sistema Digestivo.

15-   A.C.V.

16-   Rejuvenecimiento Corporal, Mental y
    Dinámico.

17-   Asma.

18-   Alergias.

19-   Lupus.

20-   Conflictos Emocionales.

21-   Traumas.

22-   Deficiencia Renal.

23-   Neurológicas. Demencia senil, Parkinson,
    Alzheimer, Huntington.

24-   Convulsiones.

25-   Hipertensión... Entre otras muchas.

"Si Eliminamos la Causa... Se Eliminan los Efectos."

El Curso que Rige la Naturaleza...

Es la Expresión Artística de *DIOS*."

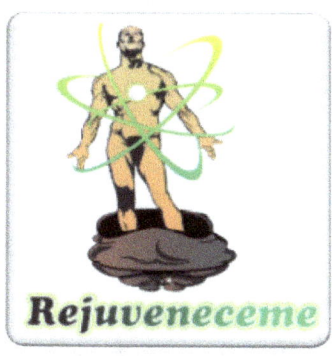

Rejuveneceme

Ahora, relea uno a uno los temas de importancia que encontrará en la Guía de Longevidad Sana, en relación a la nueva cultura del rejuvenecimiento – sanación y quítese de encima de una vez y para siempre, ese estado dañado que tanto le estorba a un cuerpo saludable.

www.fundaciondeterapeutas.com   2.024.

DEDICACIÓN...

Quiero dedicar esto y todas las cosas buenas
que he hecho en este mundo a quien más lo
merece y ese es mi Padre Celestial.

Jehová de los ejércitos...

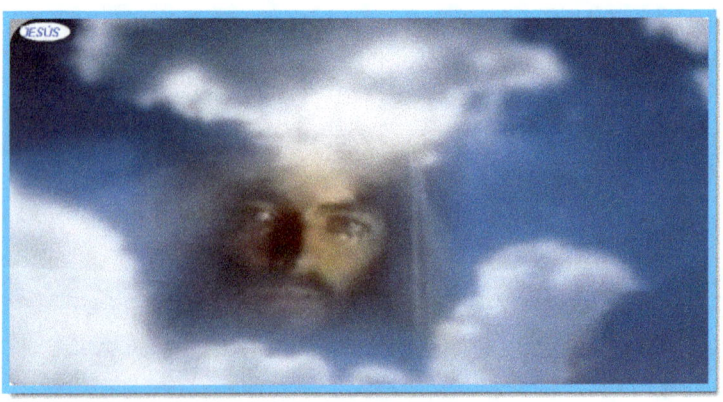

Gracias, los quiero mucho y... En el nombre de
DIOS... Te deseo lo mejor...

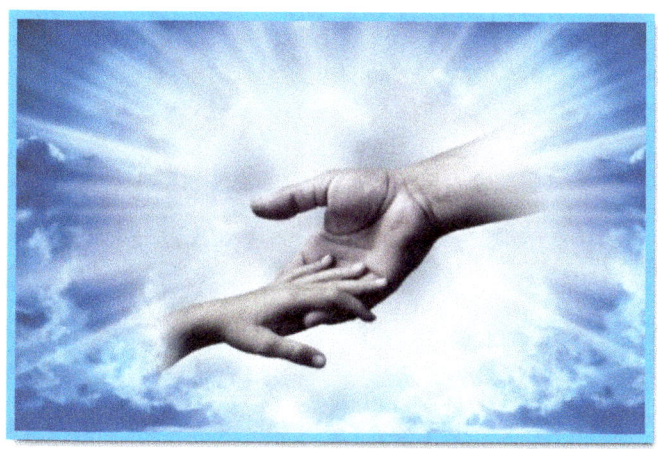

Así que... Nunca olvides que cuando la ciencia dice...
Ya no puedo... *DIOS* Dice... Yo Comienzo...

Cuando el hombre Atiende deja marcas, pero
cuando *DIOS* Sana no deja ni siquiera un rasguño.

Así que... Jamás se Olviden de que el Hombre
Atiende, pero *DIOS* Saná...

Manuel Ramoni